美国内科医师协会临床教学丛书
ACP Teaching Medicine Series

门诊教学

如何带教医学生和住院医生的指导用书

（第二版）

Teaching in Your office

A Guide te Instructing Medical Students and Residents

SECOND EDITION

原著：［美］Patrick C. Alguire

［美］Dawn E. DeWitt

［美］Linda E. Pinsky

［美］Gary S. Ferenchick

主译：曾学军　黄晓明

译　者（按姓氏笔画排列）：
冯　俊　田　然　陈　罡　周佳鑫

U0224093

中国协和医科大学出版社

图书在版编目（CIP）数据

门诊教学 /（美）阿尔吉雷（Alguire，P. C.）等著；曾学军，黄晓明译.
—北京：中国协和医科大学出版社，2015.7
（美国内科医师协会临床教学丛书）
ISBN 978-7-5679-0387-6

Ⅰ. ①门… Ⅱ. ①阿… ②曾… ③黄… Ⅲ. ①内科-门诊-教学研究 Ⅳ. ①R5-42

中国版本图书馆 CIP 数据核字（2015）第 154640 号

著作权合同登记号：01-2013-6707

美国内科医师协会临床教学丛书

门诊教学

如何带教医学生和住院医生的指导用书（第二版）

原　　著：[美]Patrick C. Alguire　Dawn E. DeWitt　Linda E. Pinsky　Gary S. Ferenchick
主　　译：曾学军　黄晓明
责任编辑：顾良军

出版发行：**中国协和医科大学出版社**
　　　　　（北京东单三条九号　邮编 100730　电话 65260378）
网　　址：www. pumcp. com
经　　销：新华书店总店北京发行所
印　　刷：北京佳艺恒彩印刷有限公司

开　　本：710×1000　　1/16 开
印　　张：9.75
字　　数：130 千字
版　　次：2015 年 9 月第 1 版　　2015 年 9 月第 1 次印刷
印　　数：1—3000
定　　价：28.00 元

ISBN 978-7-5679-0387-6

（凡购本书，如有缺页、倒页、脱页及其他质量问题，由本社发行部调换）

如需进一步的信息，请访问：

www.acponline.org/acp_press/teaching

Preface for Chinese edition of Teaching Medicine Series

"Alone we can do so little; together we can do so much" [1]

——Helen Keller

Five years ago I was approached by some brave and imaginative leaders of the American College of Physicians with the idea of developing a book about medical teaching, one that would set down "for the record" the most important lessons that doctors might learn as they pursued careers that included training students, residents and fellows. An outline of important topics was assembled and the work began. Very quickly, however, one book became six as we decided to include the College's already successful book, "Teaching in Your Office" along with all the other subjects essential for physicians who want to teach medicine, or even become career educators. Thus, an actual book series was planned, a collection of books that would include one on the theory of education; another on methods for teaching; a third on teaching in the office; a fourth on teaching in the hospital; a fifth on mentoring; and, finally, a sixth on leadership careers in medical education. Obviously, the project had grown beyond the capacity of one editor, especially this one, so a team was assembled, with each book assigned to one or more editors-each an authority in his or her field-and authors were recruited. And so, *TEACHING MEDICINE* was created. That was in 2010. What has happened since then?

The academic medical community's reaction to *TEACHING MEDICINE* has been quite positive. The project's real success, of course, will be determined by something less easily measured, its impact upon its readers, more specifically, the extent to which the teaching they do in the lecture hall, the seminar room, in the hospital or in the office will be better received and more effective. Can teachers learn to teach better? One of my heroes, C. Roland Christensen once wrote, "The most fundamental observation I can make about [discussion] teaching is this: however mysterious or elusive the process may seem, it can be learned." [2]I agree, and I suspect the entire *TEACHING MEDICINE* team does as well.

But there is another message here, and that is from its very inception, *TEACHING MEDICINE* was the work of a team, including some of the most experienced, insightful and creative medical educators in the United States. And so it is with great pride and excitement that I am now able to report that the *TEACHING MEDICINE* team has expanded. We now have colleagues in Beijing. Committed medical educators in their own right, they have worked together to translate volumes of the book series while adapting it for use by clinical teachers in China. And more than just expanding the ranks of individuals who have worked on this series, the Chinese edition also represents a collaboration among two major organizations, the American College of Physicians and Peking Union Medical College. No other organization in the United States has meant more to internal medicine than the ACP, which was founded in 1915 and now represents 133,000 general internists and internal medicine subspecialists; many (or perhaps most) view teaching as among their most important activities. And no medical school in China is better suited to join forces with the ACP in the field of medical education than Peking Union Medical College. Founded in 1906, PUMC is considered among China's leading institutions for training physicians, including internists and other medical specialists. Having recently had the opportunity to visit PUMC and witness first hand the skill and passion with which the faculty there approach their responsibilities as teachers, and their desire to teach better, I cannot be more proud than to see PUMC faculty join the *TEACHING MEDICINE* team and make available these texts to colleagues in China.

On behalf of the ACP and my editors, and my friend and colleague in Beijing, Zeng Xuejun, MD, PhD, without whom none of this collaboration would have been possible, I encourage medical teachers in China to join with like-minded colleagues locally, but also now with colleagues from the U.S., and let us all reflect on how we teach. What else can we do to help our students and residents become better doctors? How as faculty can we work as a team and help each other in our careers as medical educators? Helen Keller was correct. We can do so much more together than we can alone. And when our team expands, just as our world grows small, to include both faculty in the U. S. and in China, then the possibilities become that much more exciting.

To our new readers in China, I hope you find these books interesting, practical and worthwhile. Welcome to the global team of medical teachers.

Jack Ende, MD, MACP

August, 2012

1. Helen Keller, circa 1903
2. Christensen CR, Garvin DA, Sweet A. Education for Judgment. Boston, MA: Harvard Business School Press, 1991, p. 15

序

——为"美国内科医师协会临床教学丛书"（中文版）而作

孤掌难鸣，众志成城[1]

——海伦·凯勒

五年前，美国内科医师协会（American College of Physicians，ACP）几位雄心勃勃而又富有想象力的前辈向我提出了关于编写有关临床教学书籍的想法，目的是"记录下"临床教师在培训医学生、住院医师和专科医师等的职业生涯中必须掌握的教学内容与技巧。工作开始之初，先编写了一份重要写作大纲。稍后，我们决定将 ACP 已有的成熟教材（《门诊教学》）以及热衷临床教学甚至希望成为职业教育者的临床医师所必须掌握的其他内容编入此书。于是，本书由一册变为六册，系列丛书的出版计划正式出台：第一册阐述教育理论；第二册列举教学手段；第三册讲授门诊教学；第四册讲授医院教学①；第五册介绍导师制；第六册探讨医学教育中的领导力。很显然，一名主编已无法担当如此重任。于是，我们分别为每册指定一名或数名该领域权威人士担任主编，组成了一支编委会，并招募作者进行撰写。这样，"临床教学丛书"诞生了，那一年是 2010 年。然而自那以后又发生了什么？

整个医学学术界对"临床教学丛书"的问世有相当好的反响。但这套丛书是否真正成功主要还取决于一个相对较难衡量的指标——它对于读者的影响；具体地说，作为读者的教师们在阅读本书后，是否能学会更好的教学方法，让他们在报告厅、讨论室、医院或门诊的教学活动更有效、更能被学生接受？我心目中的偶像之一，C·罗兰·克里斯滕森曾写到："我对于教学活动［讨论］最根本的认识是：无论教学过程显得多么神秘和难以捉摸，依然是可以学会的"[2]。我很认同此点，并且我坚信整个"临床教学丛书"的团队亦然。

另外有一点值得关注的是："临床教学丛书"自编写之初就是一个团队的工作，那时是由来自美国的团队完成编写，他们之中包括了多位

---

①医院教学是指传统意义以病房为主的临床教学。

全美最有经验、最具洞察力和创造力的医学教育者。而现在，我十分欣喜而自豪地向大家宣布，"临床教学丛书"的团队又将壮大：我们在北京拥有了新的伙伴，一群执著的医学教育者凭借自身努力，正在将这一系列丛书进行编译，使之符合中国国情，能够更好地应用于临床教学。此外，"临床教学丛书"的中文版也代表着 ACP 和北京协和医学院（PUMC）这两大机构之间的合作。ACP 是美国最具影响力的内科学术组织，它成立于 1915 年，目前拥有 133 000 名普通内科和内科专科医师，他们中的许多人（或许可以说是绝大多数）将教学作为其最重要的活动之一。在中国，也没有一家医学院能比北京协和医学院更适合在医学教育领域与 ACP 进行合作。PUMC 成立于 1906 年，是中国医师培训（包括内科医生和其他医学专科医生的培训）的先驱。我最近有幸造访 PUMC，并亲自见证了那里教师的能力、热情、责任感以及不断提升教学的渴望，因此，我无比骄傲地看待 PUMC 的教师们加入"临床教学丛书"的团队，并将这些书籍提供给中国的其他同事。

请允许我代表 ACP 和我的编辑们，以及在北京的朋友和伙伴曾学军医师（MD，PhD）——本次合作的重要促成者，鼓励中国的临床教师加入到当地以及美国的志同道合的伙伴团队中，交流彼此教学的方式。如何帮助我们的医学生和住院医师成为更好的医生？如何让教师们在工作中团队合作，互相帮助，成为更好的医学教育者？海伦·凯勒说得对，"孤掌难鸣，众志成城"！如果我们的队伍在壮大，有如世界在变小。美国和中国的教师们共同参与，医学教育的成果将更加鼓舞人心。

中国的读者朋友，希望您能觉得此书有趣、实用，值得一读。欢迎加入全球临床教师团队。

Jack Ende，MD，MACP
2012 年 8 月
（张　昀译　沈　悌校）

1. Helen Keller, 约 1903.
2. Christensen CR, Garvin DA, Sweet A. ducation for Judgment. Boston，MA：Harvard Business School Press，1991，p. 15.

前　言

　　《门诊教学：如何带教医学生和住院医生的指导用书》第二版（下简称《门诊教学》）面世了，我们将继续为亟待提高教学技能的临床医生们提供必要的信息。在快节奏、紧张、混乱的门诊环境中教学，对于接受教学培训甚少的临床医生来说并非易事，他们或苦于时间匆匆，或碍于技巧匮乏，往往难以担当好教师的角色。大多数承担教学的医生从未观摩过其他医生的教学，也很少得到关于自己教学技能的反馈，因此，临床教师自我提高的机会少之又少。

　　本书旨在帮助门诊医生在保证日常工作效率的同时提高教学水平。本书的章节内容相对独立，繁忙的医生们可以从中发掘和汲取自己所需的章节来阅读。换言之，你不必把《门诊教学》这本书从头读到尾，完全可以有选择地阅读。本书第二版的内容更加翔实，包括更加丰富的参考文献、关于"新技能"的信息、各式新颖的教学小窍门、如何教授操作技巧的全新章节以及经过充实的关于学习者反馈和评估的章节。另外，本书的附录也已重新构架，变得更加直观易用。最后，第二版还增加了网络合集（www. acponline. org/acp＿press/teaching＿in＿your＿office），读者朋友们可以从中获取相关的教学工具、教师培训资源以及移动设备（智能手机、PDA）和个人电脑适用的教学电子记录表格。电子表格能帮助你记录你和学生的教学信息，对完成学生的最后评估非常有用。接下来我们简要描述一下各章节的主要内容，以及哪些人能从中获益。

- 第一章　门诊教学的方方面面

　　有些医生从未在门诊进行过教学，想了解为什么要进行门诊教学？应该教哪些内容？从事教学的得失是什么？本章内容就是为他们准备的。我们在本章中还讲述了门诊教学必要的前期准备，以及为提高教学技能该如何寻求帮助。

- 第二章　教学大纲

　　本章讲述了学生和住院医生在参加门诊教学时的目标收益。这对那些已经投身临床教学却还感到无从下手的医生们十分适用，对需要设计门诊教学大纲的医生也大有帮助。在本章节中，我们还将讲述美国毕业后医学教育认证理事会（ACGME）提出的六大核心技能，以及如何在门诊环境中传授和评估这些技能。

- 第三章　做好教学准备

本章节讲述了教学的准备工作，如安排适合教学的门诊环境和人员、学生的入科教育、预约患者以及如何为初学者安排学习活动。我们在本章中还讲述了当学生们参与诊疗过程时，如何书写门诊记录。这部分内容对那些教学新手和亟待提高教学效率的老师们尤为实用。

- 第四章　门诊教学的教学技能及组织技巧

本章节提出了"有意义的对患者的职责"的概念、描绘了优秀教师的共同特征、提供了帮助学生安排患者随访的小窍门以及如何为学生挑选合适患者的建议。教学新手和经验丰富的老教师在本章中都能收获良多。

- 第五章　基于病例的教学

本章节提出基于病例的教学的概念，描述了七种不同的适合门诊教学的基于病例学习的模式并指出其中的不足，并说明如何给教学的一天作总结。所有教师都可以从中获益。

- 第六章　提高教学效率的方法

如何精益求精地提高教学效率，在更短的时间内高质量地完成更多的教学？本章提供了一些窍门，这部分内容是专为那些惜时如金、力求在教学的同时保证工作质量的临床医生准备的。当然，不仅仅适用于那些苛求效率的医生，本章还为所有医生提供了有用的教学建议。

- 第七章　门诊操作教学

这个全新章节描述了如何向学生传授操作技巧，包括阐明学习目的、如何化整为零地学习操作流程、如何设计操作流程清单、并强调在实践中各个环节的要点所在。我们还用一个常见操作作为教学实例，阐述其中的教学要点。

- 第八章　学生的反馈与评估

这章内容比第一版充实不少。我们讲述了如何向学生给出有效的反馈、如何评估一个学生、如何高效地完成反馈以及如何简明公正进行评估的策略。此外，这一版中还增加了如何评估学生汇报病例的新内容。本章节还包括如何避免常见的评估错误和如何进行最终评估。关于反馈的内容适合于所有教师，关于评估部分尤其适用于那些需要向医学院提交学生正式评估报告的教师。

- 第九章　教师评价和教学技能的提高

本章是关于学生如何评估教师的内容，列举了医学院如何应用原则对教师进行评估、如何精益求精地提炼教学技能的窍门、并新增加了关于提高教学技能的反思内容。

附录　工具、总结、检查清单及各种资料

在书的最后，我们附上了关于本书要点、有用数据和组织工具的再总结以及能让教学工作变得轻松、高效的各种资料。一些有经验的老教师或许只想看这一部分来"提提神"，但大多数教师认为：不管是作为总结还是实用的教学实践工具，这一部分内容还是挺有用的。

帕特里克·埃奎尔（Patrick C. Alguire）

（陈　罡译　黄晓明校）

目　录

第 1 章

门诊教学的方方面面

❖ 什么是社区门诊教学？

社区门诊教学是指在门诊环境中医生对学生或住院医生进行一对一的教学，可以说是医学教育的回归。一般来说，社区门诊的临床教师通常没有全职的教学任务，但也有例外：许多医学院校的全职教师也出社区门诊，他们也可以被称为社区门诊的临床教师。一些社区临床医生会因为他们的教学工作得到一些津贴，但大多数并非如此。社区医生的共同点是他们主要在门诊工作，为患者提供基本的、综合性的非专科诊疗服务，患者视他们为私人医生。社区门诊教学提供了教师、学生和患者的"亲密教学"环境，在此环境中行为榜样、反馈和评估等过程都让学习者获益最大[1]。

❖ 我们为什么需要社区门诊教学？

医学院校十分需要那些愿意在社区门诊投身教学的医生。随着医疗的进步，平均住院日逐步缩短，住院患者人数减少、病情变重，医学教育与临床实践之间的不匹配越来越明显，因此，门诊教学在医学教育中的地位变得越来越重要。有一项研究表明，在教学医院中，只有30%的住院患者是适于教学并在病房里愿意被医学生接诊的[2]。门诊的教学环境是一个绝佳的窗口，以此可以了解门诊常见问题处理、慢性病管理、疾病筛查、健康管理、医患关系和一些社会心理方面的问题[3,4]。

　　然而，并非所有的门诊环境都可以等同视之。传统的门诊环境是教学医疗中心或大医院的门诊。在这种环境中，一名教师需要同时带三到五名医学生，学生接诊的患者不容易把带教医生认为是他们的"私人医生"。与此形成鲜明对比的是，社区门诊提供了"一对一"的绝佳教学环境，辅导老师和学生之间关系亲密，老师是学生的行为榜样，这在其他教学环境中是不可复制的。

　　社区门诊教学正在快速发展，并逐步成为医学生和住院医师教育的标准流程。在 1984 年，仅有 7% 的住院医师培养项目为内科住院医师提供门诊机会[5]；到了 2001 年，94% 的医学院校把社区医生纳入临床教师队伍，尤其是在门诊教学中[6]。此外，美国国内 84% 的内科实习项目要求把门诊纳入其中，作为医学基础教育的一部分（根据 2002 年 CDIM 调研结果。网址：www. im. org/AAIM/Data/Docs/2002CDIMSurvey.ppt；访问日期：2007 年 7 月 18 日）。在提供社区培训的住院医生培训项目中，针对高年资住院医生的门诊教育时间占他们培训时间的 10% 以上（来自美国内科医师协会未发表的数据）。

　　不过，社区教育的成功开展同样带来了一系列问题。首先，社区门诊的临床教师属于稀缺资源[7]。招募合格的教师十分困难，并且这个趋势还在继续发展[8]。医学院校的报告也表明，社区医生迫于经济压力，总是希望能在门诊提高效率，而并不乐意指导医学生。并且，医学院校、住院医师培养项目以及医学助理和开业护士的培训项目都需要社区临床教师，这几者之间的争夺更加突显社区临床教师的稀缺。

　　目前，美国和其他很多国家为缓解医疗资源短缺，都在增加医学生的招生数量，社区门诊又被视为现代医学教育的理想场所。因此，如何吸引更多的医生投身社区医学教育已迫在眉睫，毕竟这是为未来培养更多合格医生的必由之路[9]。

❖ 社区门诊培训有哪些优点？

　　和传统的大医院门诊相比，社区门诊的教学更具代表性，更符合"真实生活"中的医疗实际。在社区门诊中医学生有更多的机会，他们能看到更多的患者、接触到更广泛的病患问题、接诊更多的急诊患者、尝试更多的临床操作。并且，在社区门诊，医学生能够获得老师更直接的指导、看到更多随诊患者、更深入地和老师讨论病例、更直接地观摩、体味老师的诊疗经过，所以医学生对社区门诊的评价往往比传统医院门诊要高[4,10~14]。

将社区门诊培训替代医院门诊培训，必须要求前者能和后者一样帮助医学生掌握足够的医学知识。对社区门诊教学负面的研究结果很少。目前发表的研究数据表明，和全程接受医学院校医疗中心培训的学生相比，将部分培训时间转移到社区门诊的医学生没有任何的知识欠缺。尽管大部分研究为非随机研究（这在一定程度上削减了研究结果的可靠性），但研究结果还是令人鼓舞的。学生全部在医学院校医疗中心（包括大医院门诊）实习，或学生部分时间在社区门诊实习，两者相比，他们在实习终期考核的成绩平分秋色，包括口试、临床实践考试以及全国执业医生考试等。

此外，在社区门诊学习一段时间的医学生，在实习评估和奖项获得方面，同样不逊色于全程在医学院校医疗中心学习的学生[10,15,16]。另一方面，在社区门诊学习过的医学生，在实习过程中，更有机会学习到如何保证诊疗的连续性，在诊断技巧、试验结果分析、医患沟通能力等方面也更胜一筹[4,15~20]。在社区门诊，学生能更多接触到慢性病患者，并能更好地观察老师的问诊和查体过程[20]。在整体教学价值、患者多样性、工作量、教师兴趣、医疗的参与度等方面，在社区门诊的学生的满意度更高。至少现有的研究表明，医学生在社区接受一部分医学培训并不会造成教学内容的缺失或不充分。

最初我们的另一个担心是社区门诊的教学不能让医学生充分参与到患者诊治过程中去，现在看来这样的担心也是多余的。根据学生的实习报告，他们在社区的参与度和在医院没什么不同，他们能得到充分的监管和辅导，有富足的时间学习，可以看到众多的患者，还能帮点小忙[17]。住院医生普遍反映，和大医院门诊相比，在社区门诊他们能得到更高质量的指导[22]。现有数据表明，社区门诊的教师为学生造就了更成功的学习体验[23]。澳大利亚施行的"乡村医学院"计划就是一个令人鼓舞的社区教学成功的例子，这个计划每年为25%"大城市教学医院"里的医学生提供至少一年的社区门诊训练[24]。总而言之，现有资料表明，社区门诊教学比传统模式更愉快、多元、主动和有指导意义。

❖ 社区门诊医生能教学生什么？为什么在那里教学是有价值的？

许多医生并不乐意在社区门诊中担当教学重任，他们觉得没有时间或自认为缺乏教学才能。还有许多社区医生把教学等同于"讲课"，但这其实不是医学生、医学院校和住院医生培训项目的初衷，大家最希望学习的是实践技能。从这个角度讲，大多数社区医生都能进行高效而实用的教学。有一项研究表明，医学生认可在社区门诊能学到很多东西。重要的教学时刻往往只需不到五分钟时间，重点提出问题（而不是对一个话题进行综述），然后得出实用的结果。医学生最看重的学习过程莫过于观摩一位有经验的医生接诊患者了。这并不是说学生在社区只能观察；恰恰相反，医学生和住院医生渴望在社区也能够有机会大展身手，亲自参与诊疗，比如先单独接诊患者，再和老师讨论。当然，观摩一个专家处理复杂临床问题的机会值得珍视。还有不少社区学习经历得到大家认可，比如提高沟通技巧和临床技能[17,25]、通过实践验证学生的诊断、诊疗计划和查体发现[26]。这些都是临床教师拥有的丰富经验和技能，他们并不需要特别准备些什么，就能为学生娓娓道来。

社区的临床教师需要记住，对参加社区门诊学习的学生来说，和掌握核心知识点一样重要甚至更重要的是学习诊疗实践的过程。医学生和住院医们都渴求在现实环境中给患者看病，而门诊环境恰恰能给他们提供这个机会。

❖ 门诊教师是怎样的一个角色？

门诊教师要做好学生的入门指导，负责介绍环境、澄明规章制定、为学生提供学习的机会、传授门诊基本知识和技能、客观评估学生表现、提出恰当的反馈信息，同时还要给学生展示职业精神和对医学的热忱。如果门诊教师热爱教学、热心本职工作，并能把这种积极情绪传递给学生，他就会被认为是优秀的老师。对初涉临床的新手来说，对他们最有意义的影响莫过于临床教师在医患关系中所展现的积极与正面的形象[23]。创造一个良好的学习氛围同样重要，临床教师要告诉他们的同事，学生在门诊参观学习的内容不仅包括如何接诊患者，还包括如何和办公室里的其他同事相处。

❖ 学生希望在社区门诊学习什么？

关于这个问题，学生的答案十分一致：他们希望在社区门诊得到诊治患者的机会，收集患者的基本病史资料，和形形色色的门诊患者交流，训练沟通能力。他们渴求有老师作为行为榜样供他们模仿，并有人为他们的表现做出评价。对学生而言，门诊教师的行为特征决定了门诊学习经历的成功与否。最受学生好评的是那些相对放手的老师，他们通过逐步增加学生对患者的职责，让学生得到更多的独立实践机会[27]。其他受欢迎教师的特点包括：①培养学生的实践技能和解决问题的能力；②展现对医学的兴趣和对病患的热忱；③让学生积极参与到整个学习过程中。临床教师愿意充当导师的角色，对学生提出善意的建议，也是被学生所看重的特点[17,25,27]。尽管深受学生好评的内容都是出奇地一致，在不同阶段的学生眼中还是存在些许的差别，比如医学生最看重的是和老师的互动，而住院医生最关心的则是诊治思维、门诊排班和实践技能[28]。

社区门诊自身的特点，仅次于门诊教师的特点，也是很重要的方面。学生期望的好的社区门诊特点包括有足够的临床教师、可以遇到不同的临床问题、患者的年龄跨度要大等。

在社区门诊的学习中，学生遇到的最大困难是在规定时间内完成重点查体，依靠自己问诊查体的技能解决临床问题，而不过分依赖影像学和实验室检查[29]。临床教师可以通过自身的日常实践，告诉学生一些有用的窍门，引导学生逐步培养这些技能。住院医生十分看重和临床教师讨论鉴别诊断和治疗计划的机会，他们希望得到密切的监管、反馈、实践和提高临床及操作能力的机会。

❖ 学生如何评价社区门诊教学和教师？

医学生和住院医生十分看重他们和社区临床教师共同度过的时

光，高度评价社区门诊经历给他们的培训学习所带来的特殊影响。学生对社区老师的评价和他们的全职老师一样好，甚至觉得前者在培养医学兴趣方面做得更好[13,31]。如果让学生比较社区门诊经历和其他实习经历，他们认为前者功不可没，通过前者，他们的临床实践技能和沟通技巧得到了提高，并且增强了对成本效益的意识。在比较社区门诊模式和传统轮转模式时，学生认为两者在疾病认知和鉴别诊断方面的培养几近相同，而前者在慢性病管理、社会心理问题和评估患者的"隐性课程"方面更为出色[17,25,32]。

❖ 在社区门诊教学中，教师最担心的是什么？

在社区门诊教学的医师最关注教学的潜在成本和所需花费的时间[3,33]。其他的担心还包括：①师生比例不合理；②处理可能发生的师生矛盾，遇到没有上进心的学生，处理不当的学生行为；③在门诊教学影响患者满意度[34]。教师还担心自己缺乏良好的教学能力以及辅助教学资源的缺乏（如教科书、电脑）[34]。这些教师觉得自己作为医生的身份比当老师来得自在得多。比方说，他们在进行医学实践行为（如确定某个临床发现）时总是充满自信的，而他们在进行教学行为时就显得没那么自信，比如如何向学生提出反馈尤其是负面反馈[23]。教师还希望教学机构能够承担医学生医疗过失的保险费，其实这个是可行的。接下来的几个段落，我们将就这几点担心做些说明，并为社区医师提供必要的信息，帮助他们决定是否愿意成为社区门诊教师。

❖ 社区门诊教学的成本主要是什么？

两个最主要的成本是社区临床教师的时间成本和经济损失。大多数来自学生的调查表明，每半天的教学单元会增加 45 分钟至 1 小时的日常工作时间[33,35]。关于承担教学工作后社区门诊收益的影响，研究结果差异很大，有的显示没有影响，但增加了工作时间；有的则显示平均每半天少接诊一个患者，相应减少了 55 至 60 美元的收入[35~40]。根据一个在乡村全科诊所中来自学生和教师的记录数据建立的经济模型表明，如果学生在门诊的实践超过 5 个月，他们能对门诊的收入有贡献，且不会导致患者满意度的下降[41]。在另一项研究中，三分之二的医师报告说自己的收入不受影响[33]。对于一个完善的医疗保险体系，学生在社区门诊的出现并不会增加"潜在的成本"（比如更多的实验室检查、处方或转诊）[42]。

有一些研究结果表明在社区门诊半天的教学单元中，教师和医学生面对面的教学时间超过 3 个小时，远远高于病房[43]。其中大约有 30 分钟到 1 个小时是师生单独交流；其余时间是师生和患者在一起[23,39,43,44]。研究并没有报告住院医生在社区门诊的教学参与情况，但推测可能和医学生的情况类似。尽管住院医生在临床能力上更强，大多数的门诊教师还是会亲自监管他们，以保持自己和患者之间的联系并确认账单。

❖ 执业医师在社区教学中的获益有哪些?

社区门诊的临床教师常报告，教学会让他们更加享受临床工作[33,39,45,46]。大多数执业医生经历了教学之后，会油然而生一种"为医学做出贡献"的成就感[47]。举例来说，一些教学示范项目证实，医生都为自己能够参与到下一代医生的培养感到满足，为自己促进年青一代知识和技能的成长感到骄傲，为自己能够被医学生视为榜样备感荣光，这些都是社区执业医生的教学获益[48]。也有人评论说，通过社区教学，他们的职业孤独感减弱了，品尝到了分享知识和被人视为专家的快乐感[46]。来自于同事和患者的尊敬以及作为员工的满足感也是一些教师得到的"情感益处"[45]。教学相长，教师的另一个获益就是通过教学能够紧跟新近文献的步伐，回顾基础知识和基本临床技能[39,46,47,49]。有一些医生和社区机构把教学作为招募毕业新生作为雇员或合作伙伴的一个途径[33,50]。还有一些人认为，门诊教学很大程度上增加了患者教育时间，患者从教学过程中得到的好处也是门诊教学很好的附加效益[45]。承担教学任务的社区医生在和医学培训机构商议时，可以以此提高人头税，适当增加自己的经济收入。通常医学院校的人头税有 1% 的浮动空间，这对于医学院校来说只是相当小的一笔花费，但对社区医生来说，毕竟是一笔实在的奖励[50]。大多数医学院校在招募社区临床教师时都可以尝试这样的策略。

❖ 社区临床教师通常获得的奖励是什么?

大多数积极参与教学的社区医生都能获得奖励,只是这种奖励通常不是经济上的。半数以上的医学院会为自愿投身教学的社区医生提供门诊预约,但仅有15%提供经济补偿[11,36]。

虽然社区医生可能更希望通过他们的努力得到相应的经济回报,但绝大多数也认可无偿教学是值得的。然而,社区医生都很看重他们的教学贡献能通过一些有意义的途径得到认可[11,35,36,46,49,51],根据他们的执业形式和地点得到不同的奖励[51]。(附录 C "教师奖励"会有更详细的描述)。

❖ 患者如何看待社区门诊教学?

社区医生不愿意投身教学的原因之一是他们担心学生会影响诊疗质量和患者满意度[7]。为了验证这样的担心有无必要,研究对比了由医生和学生组成的团队诊疗模式和传统门诊模式之间的区别。在团队诊疗模式中,超过90%的医生和他们的患者指出,诊疗质量和患者满意度并没有因为学生的出现而受到影响[39]。另一份调查指出,83%的患者表示他们很"享受"和第一年医学生的互动过程[52]。其他通过医生问卷和直接询问患者感受的调查也得出了类似的结论[42,53]。很多患者报告说他们很享受来自于学生的特别关注,并且他们对自己的医生能参与培训医学生和住院医生感到很骄傲[54]。尽管门诊教学也给患者带来一些不便,比如学生会给患者重复做一些体格检查、患者在学生面前讨论私人问题时感到不自在、教学延长了就诊时间等,但患者为此对学生的负面评价并不常见[54,55]。虽然来自患者的负面反馈很少,但患者仍有权利拒绝在自己看病时进行教学,因此,在社区诊疗过程中进行教学需征得患者的同意。了解到这些,许多门诊教师会安排前台接待人员在预约患者时告知患者有学生参与教学,事先征得患者的知情同意。

❖ 对教学有哪些要求？

大多数医学院校所需要的社区临床教师并不要求有教学经验。事实上，医学院校的全职教师也未见得都接受过如何教学的培训。尽管如此，教师培训项目仍是我们推荐的对提高教学质量有帮助的方法。在目前的过渡阶段，没有经过正规教师培训的社区医生同样能带给学生有用的教学经历。社区医生在日复一日的工作和患者教育中收获到的经验技巧，对学生来说是一笔财富。正如查尔斯·格里菲斯（Charles Griffith）在提及教学效果时说过："……好老师并不一定要传授大量的知识（因为知识可能会在几年之内过时），但他们一定能够创造良好的学习氛围，令学习过程充满乐趣、令人享受和期待"[56]。学生都期待在门诊看到社区常见病并有机会参与诊治，他们也期待自己的表现能得到反馈。在门诊环境中，学生对于讲课等教学形式兴趣不浓，他们感兴趣的是如何去实践。学生们渴求看得见摸得着的实践经历，希望看到诊治患者的行为榜样。还值得注意的是，学生并不喜欢"如影随形"的门诊经历，比如观摩老师一个接着一个地看病人，他们更希望获得相对独立有意义的职责，即独立接诊患者的机会。后续本书还提供了很多教学方法能够帮助门诊教师进行令学生和患者都满意的高效教学（详见第五章）。

❖ 参加什么课程能够提高自己的教学水平？

对于那些有志于提高教学水平的医生来说，本书提供的只是一个基础。无论置身于怎样的教学场景，接受观察和反馈是提高教学水平最有效的方法。许多医学院和住院医生培训项目都有研讨会的形式帮助教师提高教学水平，他们很欢迎社区医生参加。在一些全国会议中也会有相关的教师培训研讨会。

由于受时间、时长和地点的限制，教师培训研讨会并不是对所有人都可行的课程。为了满足无法参加研讨会的教师的需求，有些教学项目把教师培训研讨会的内容制成 CD 或通过网络播放，或者创作出指导磁带或指南文章供大家学习。大多数此类项目都是免费或极其廉价的，你可以打电话给当地医院、医学院或专科学会的医学继续教育办公室索取。教师培训相关资源也可以在网络上搜索获得，只需要在浏览器中输入"教师培训"和"你的专业"。比如，如果你想得到内科学相关的教师培训资源，可以输入"教师培训"和"内科"（附录 C 中的"教师资源"会提供更多信息，也可以参见本书的电子版延伸阅读内容 www.acponline.org/acp_press/teaching_in_your_office.）

（陈　罡译　黄晓明校）

参 考 文 献

1. **Irby DM.** Teaching and learning in ambulatory care settings: a thematic review of the literature. Acad Med. 1995;70:898-931.
2. **Olson LG, Hill SR, Newby DA.** Barriers to student access to patients in a group of teaching hospitals. Med J Aust. 2005;183:461-3.
3. **Woolliscroft JO, Schwenk TL.** Teaching and learning in the ambulatory setting. Acad Med. 1989;64:644-8.
4. **Butterfield PS, Libertin AG.** Learning outcomes of an ambulatory care rotation in internal medicine for junior medical students. J Gen Intern Med. 1993;8:189-92.
5. **Napodano RJ, Schuster BL, Krackov SK, et al.** Use of private offices in education of residents in internal medicine. Arch Intern Med. 1984;144:303-5.
6. **Walling AD, Sutton LD, Gold J.** Administrative relationships between medical schools and community preceptors. Acad Med. 2001;76:184-7.
7. **Levinsky NG.** A survey of changes in the proportions of ambulatory training in internal medicine and residencies from 1986-1987 and from 1996-1997. Acad Med. 1998;73:1114-5.
8. **Barzansky B, Jonas HS, Etzel SI.** Educational programs in U.S. medical schools, 1998-1999. JAMA. 1999;282:840-6.
9. **DeWitt DE, Robins LS, Curtis JR, Burke W.** Primary care residency graduates' reported training needs. Acad Med. 2001;76:285.
10. **Osborn LM, Sargent JR, Williams SD.** Effects of time-in-clinic setting, and faculty supervision on the continuity clinic experience. Pediatrics. 1993;91:1089-93.
11. **Usatine RP, Lin K.** Free Internet access for community physicians. Acad Med. 1999;74:204-5.
12. **Greer T, Schneeweiss R, Baldwin LM.** A comparison of student clerkship experiences in community practices and residency-based clinics. Fam Med. 1993;25:322-6.
13. **Schwiebert LP, Ramsey CNJ, Davis A.** Comparison of volunteer and full-time faculty performance in a required third-year medicine clerkship. Teach Learn Med. 1992;4:225-32.
14. **DeWitt DE, Migeon M, LeBlond R, Carline JD, Francis L, Irby DM.** Insights from outstanding rural internal medicine residency rotations at the University of Washington. Acad Med. 2001;76:273-81.
15. **Pangaro L, Gibson K, Russell W, et al.** A prospective randomized trial of a six-week ambulatory medicine rotation. Acad Med. 1995;70:537-41.

16. **Carney PA, Ogrinc G, Harwood BG, Schiffman JS, Cochran N.** The influence of teaching setting on medical students' clinical skills development: is the academic medical center the "gold standard"? Acad Med. 2005;80:1153-8.
17. **Prislin MD, Feighny KM, Stearns JA, et al.** What students say about learning and teaching in longitudinal ambulatory primary care clerkships: a multi-institutional study. Acad Med. 1998;73:680-7.
18. **Grum CM, Case SM, Swanson DB, Woolliscroft JO.** Identifying the trees in the forest: characteristics of students who demonstrate disparity between knowledge and diagnostic pattern recognition skills. Acad Med. 1994;10(Suppl):S66-8.
19. **Papadakis M, Kagawa MK.** A randomized controlled pilot study of placing third-year medical clerks in a continuity clinic. Acad Med. 1993;68:845-7.
20. **Carney PA, Eliassen MS, Pipas CF, Genereaux SH, Nierenberg DW.** Ambulatory care education: how do academic medical centers, affiliated residency teaching sites, and community-based practices compare? Acad Med. 2004;79:69-77.
21. **Ferenchick GS, Chamberlain J, Alguire P.** Community-based teaching: defining the added value for students and preceptors. Am J Med. 2002;112:512-7.
22. **Swing SR, Vasilias J.** Internal medicine residency education in ambulatory settings. Acad Med. 1997;72:988-96.
23. **Bowen JL, Irby DM.** Assessing quality and costs of education in the ambulatory setting: a review of the literature. Acad Med. 2002;77:621-80.
24. **Maley MA, Denz-Penhey H, Lockyer-Stevens V, Murdoch JC.** Tuning medical education for rural-ready practice: designing and resourcing optimally. Med Teach. 2006;8:345-50.
25. **Epstein RM, Cole DR, Gawinski BA, et al.** How students learn from community-based preceptors. Arch Fam Med. 1998;7:149-54.
26. **Cyran EM, Albertson G, Schilling LM, Lin CT, Ware L, Steiner JF, Anderson RJ.** What do attending physicians contribute in a house officer-based ambulatory continuity clinic? J Gen Intern Med. 2006;21:435-9.
27. **Biddle WB, Riesenberg LA, Dacy PA.** Medical student's perceptions of desirable characteristics of primary care teaching sites. Fam Med. 1996;28:629-33.
28. **Schultz KW, Kirby J, Delva D, Godwin M, Verma S, Birtwhistle R, Knapper C, Seguin R.** Medical Students' and Residents' preferred site characteristics and preceptor behaviours for learning in the ambulatory setting: a cross-sectional survey. BMC Med Educ. 2004;4:12.
29. **Feltovich J, Mast TA, Soler NG.** Teaching medical students in ambulatory settings in departments of internal medicine. Acad Med. 1989;64:36-41.
30. **O'Mallery PG, Kroenke K, Ritter J, et al.** What learners and teachers value most in ambulatory educational encounters: a prospective, qualitative study. Acad Med. 1999;74:186-91.
31. **Irby DM, Gillmore GM, Ramsey PG.** Factors affecting ratings of clinical teachers by medical students and residents. J Med Educ. 1987;62:1-7.
32. **Packman CH, Krackov SK, Groff GD, Cohen J.** The Rochester practice-based experience: an experiment in medical education. Arch Intern Med. 1994;154:1253-60.
33. **Vinson DC, Paden C.** The effect of teaching medical students on private practitioner's workloads. Acad Med. 1994;69:237-8.
34. **Kollisch DO, Frasier PY, Slatt L, Storaasli M.** Community preceptors' views of a required third-year family medicine clerkship. Arch Fam Med. 1997;6:25-8.
35. **Levy BT, Gjerde CL, Albrecht LA.** The effects of precepting on and the support desired by community-based preceptors in Iowa. Acad Med. 1997;72:382-4.
36. **Vinson DC, Paden C, Devera-Sales A, et al.** Teaching medical students in community-

based practices: a national survey of generalist physicians. J Fam Prac. 1997;45:487-94.

37. **Fields SA, Toffler WL, Bledsoe NM.** Impact of the presence of a third-year medical student on gross charges and patient volumes in 22 rural community practices. Acad Med. 1994;69(Suppl 10):S87-9.

38. **Kearl GW, Mainous AG.** Physicians' productivity and teaching responsibilities. Acad Med. 1993;68:166-7.

39. **Kirz HL, Larsen C.** Costs and benefits of medical student training to a health maintenance organization. JAMA. 1986;256:734-9.

40. **Foley R, Yonke A, Smith J, et al.** Recruiting and retaining volunteer community preceptors. Acad Med. 1996;71:460-3.

41. **Worley PS, Kitto P.** Hypothetical model of the financial impact of student attachments on rural general practices. Rural Remote Health. 2001;1:83. Epub 2001 Mar 2.

42. **Frank SH, Stange KC, Langa D, Workings M.** Direct observation of community-based ambulatory encounters involving medical students. JAMA. 1997;278:712-6.

43. **Ricer RE, Van Horne A, Filak AT.** Costs of preceptors' time spent teaching during a third-year family medicine outpatient rotation. Acad Med. 1997;72:547-51.

44. **Denton GD, Durning SJ, Hemmer PA, Pangaro LN.** A time and motion study of the effect of ambulatory medical students on the duration of general internal medicine clinics. Teach Learn Med. 2005;17:285-9.

45. **Grayson MS, Klein M, Lugo J, Visintainer P.** Benefits and costs to community-based physicians teaching primary care to medical students. J Gen Intern Med. 1998;13:485-8.

46. **Fulkerson PK, Wang-Cheng R.** Community-based faculty: motivations and rewards. Fam Med. 1997;29:105-7.

47. **Dodson MC.** Should private practitioners be paid for teaching? Acad Med. 1998;73:222.

48. **Ullian JA, Shore WB, First LR.** What did we learn about the impact on community-based faculty? Recommendations for recruitment, retention, and rewards. Acad Med. 2001;76:S78-85.

49. **Latessa R, Beaty N, Landis S, Colvin G, Janes C.** The Satisfaction, Motivation, and Future of Community Preceptors: The North Carolina Experience. Acad Med. 2007;82:698-703.

50. **Grayson MS, Newton DA, Klein M, Irons T.** Promoting institutional change to encourage primary care: experiences at New York Medical College and East Carolina University School of Medicine. Acad Med. 1999;74(Suppl):S9-15.

51. **Langlois JP.** Support of community-preceptors: What do they need? Fam Med. 1995;27:641-5.

52. **Usatine RP, Hodgson CS, Marshall ET, Whitman DW, Slavin SJ, Wilkes MS.** Reactions of family medicine community preceptors to teaching medical students. Fam Med. 1995;27:566-70.

53. **O'Malley PG, Omori DM, Landry FJ, Jackson J, Kroenke K.** A prospective study to assess the effect of ambulatory teaching on patient satisfaction. Acad Med. 1997;72:1015-7.

54. **Devera-Sales A, Paden C, Vinson DC.** What do family medicine patients think about medical students' participation in their health care? Acad Med. 1999;74:550-2.

55. **Gress TW, Flynn JA, Rubin HR, Simonson L, et al.** Effect of student involvement on patient perceptions of ambulatory care visits: a randomized controlled trial. J Gen Intern Med. 2002;17:420-7.

56. **Griffith CH 3rd, Georgesen JC, Wilson JF.** Six-year documentation of the association between excellent clinical teaching and improved students' examination performances. Acad Med. 2000;75:S62-4.

第 2 章

教学大纲

❖ 核心能力要求

医学教育家将临床教育任务精炼为六大临床核心能力。这种变化顺应了医疗服务的改变,因为现代医疗服务更注重高质量、安全性及责任感。美国住院医师培养项目认证机构和毕业后医学教育委员会(Accreditation council for Graduate Medical Education, ACGME)为所有住院医生设定了能力要求,规定无论什么专业的住院医生完成培训后都必须达到这种要求。设立这些能力要求不仅仅是为了规定教学内容,更重要的是设置成功的培训的基线要求。该核心能力要求也被越来越多的医学院校所采纳,作为他们制定课程目标的框架。作为一名临床教师,你并不需要教授及评估每一项能力要求。我们在此把这些展示给你,让你能够把握临床医学教育的"全局",更好地掌握当代教学术语,加深对教学机构培训目标的理解,以及更好地处理你可能参与评估的部分。

框 2-1 毕业后医学教育委员会(ACGME)核心能力要求

Ⅰ患者照护

▶ 能力要求:同情患者,为其健康问题或促进健康提供恰当而有效的诊治。

▶ 例子:准确收集有用的病史资料,提出诊疗计划。

Ⅱ医学知识

▶ 能力要求:能够掌握生物医学、临床和相关学科(如流行病学和社会行为科学)的知识,了解新进展,并能把这些知识应用于患者诊治。

续　框

▶ 例子：掌握一定的医学知识，在患者诊治中学以致用。

Ⅲ 在实践中学习和提高

▶ 能力要求：能够研究和评估病患诊疗实践过程，评价并吸取科学证据，提高诊治能力。

▶ 例子：采用表格审核方式对比自己是否具备所需的能力要求，积极提高自己的实践能力。

Ⅳ 人际交往和沟通能力

▶ 能力要求：具有良好的人际交往和沟通能力，能够和病患及其家属有效交流，与同事和睦相处。

▶ 例子：学会倾听，掌握有效的解释技巧。

Ⅴ 职业精神

▶ 能力要求：表现出奉献精神和职业责任感，遵从伦理道德，对不同病患一视同仁。

▶ 例子：无论患者的文化背景、年龄、性别、是否伤残，都表现出同样的尊重和同情心。

Ⅵ 医疗系统下的实践

▶ 能力要求：具备人群层面的服务意识和责任心，能够有效动用系统资源，提供最佳诊疗。

▶ 例子：学会在实践过程中协调各辅助部门为患者诊疗服务。

❖ 社区门诊的合理教学目标是什么？

社区教学点已被成功地用于教授各种医学技能，包括体格检查、问诊、患者教育和咨询、道德伦理和其他相关专科内容[1,2]。这些内容和 ACGME 制定的六大核心能力不谋而合。框 2-1 和 2-2 中所举的例子强调了社区门诊教学能帮助学生掌握这些能力。

第一项能力是患者照护，这是对临床医生来说最容易教学的一部分。很显然，社区门诊正是让学生高效地学会处理常见医学问题的绝佳场合，并能从中体会到疾病对患者及其家庭带来的影响。社区门诊同样也是学生观摩和实践常见医学操作的绝佳场所，比如：清除耳垢、脓肿的切开引流、X 线胸片和心电图的判读、肌内注射（如流感疫苗）或皮下注射（PPD）、关节腔穿刺、宫颈涂片和阴道拭子检查、皮肤活检和静脉穿刺等[3]。

医学知识的能力要求对大多数临床教师而言也是举手之劳。学生可以解读患者病史、汇报病历等训练增进医学知识。教师可以告诉学生临床要点或者自己处理医学问题的经验所得。学生观摩同一种疾病在不同阶段和不同严重程度的诊治过程必定受益匪浅。

在实践中学习和提高，听起来有点难度，实则不然，大多数临床教师都能轻松做到。如果你的门诊采用疾病注册或电子病历，告诉学生这些工具是如何生成患者报告和诊疗提示的。如果你的某项诊疗有绩效评估，不妨和学生一起回顾这些评估的意义，并告诉他们如何使用。如果你需要进行某项自我审核（比如你所在的社区医疗系统或你自身专业的再认证），让学生完成一部分有确定结果的表格评估（如乳腺 X 线摄像或糖化血红蛋白水平），分析结果，并进行下一步讨论。此外，学生在实践中发现问题，寻求高质量的问题答案并和教师及患者分享，通过此过程可以加强以实践为基础的学习。

学生在向你汇报病例过程中可以练习和提高沟通技能。门诊实践很适合讲授沟通技巧，学生可以先观察教师的医患沟通过程，然后在教师的指导下在指定患者身上实践。其他触手可及的训练机会包括患者的电话随访、随诊指导及健康教育。

通过观摩教师和患者、工作人员和同事之间的交往，学生可以从中理解职业精神。教师也应要求学生反思他们的所见和自身的经历，提高职业行为。

社区教学也为学生和住院医生提供了学习医疗体系下的实践的机会，比如经济补偿问题、团队关怀、如何在患者和医疗服务人员之间建立合作的关系、如何合理运用医疗辅助部门等。学生可以观察到你为了患者诊治是如何协调各方关系的。告诉学生门诊里的每位工作人员都为门诊的顺利运营做出了贡献，如果可能的话，安排学生实践门诊不同工作人员的角色，感受他们在患者诊治过程中做出的贡献。学生也可以陪伴患者到不同医疗辅助部门就诊（如康复医疗、糖尿病教育、放射治疗等），这样可以亲身体会到患者的诊治与管理是一个有机的整体。

医学院校的教学部门应该给社区临床教师提供他们制定的教学目的和目标，清晰表述门诊教学的期望，提供学生反馈和评估需要达到的基本要求。然而，有时候医学院校提出的目标过于繁冗，对临床教师而言压力过大，如果出现这种情况，你不妨梳理一遍这些目标，把精力放在你觉得最适合在门诊环境中讲授和评估的目标。同时让学生参与此过程，和他们一同明确哪项目标是他们最需要掌握的（第七章中"RIME 评估框架"提供了确定学习目标的简单实用的方法）。

最后，你要鼓励学生和住院医生在门诊一开始就提出自己的学习计划和目标，有了这样的期望，会让他们的学习过程更切实有效[4]。（详见第三章中的"提出期望"部分。）

框 2-2　如何学习 ACGME 的能力要求

Ⅰ. 患者照护（参见第四章"患者的责任心"以及"患者的交流技巧"部分）

✓ 观摩和实践患者的急性和慢性疾病处理

✓ 观摩和实践常见的门诊操作

✓ 观察医学实践中的社会、经济和伦理方面的问题

✓ 学习何时将患者转诊至专科

Ⅱ. 医学知识（参见第四章"自我学习"以及第四章"让学生积极参与"部分）

✓ 充分了解患者的问题

✓ 学会做简短的病例汇报

✓ 利用循证医学资料学习掌握病患处理

Ⅲ. 基于问题的学习和提高

✓ 复习第三方对你的行为的评估

✓ 通过表格评估对常见的医学问题和分析结果进行核查

✓ 参与门诊医疗质量的改进

✓ 了解门诊患者注册和电子病历系统（如果可以的话）

Ⅳ. 人际交往和沟通技巧（参见第四章"门诊组织策略"部分）

✓ 训练病例汇报

✓ 问诊

✓ 向患者解释医嘱和进行健康教育

✓ 电话随访

Ⅴ. 职业精神（参见第四章"良好的行为榜样"，及第5章"反思"部分）

✓ 观察评估自己与患者、同事和工作人员之间的交流互动

✓ 反思近期与患者、同事和工作人员之间的交流互动

续 框

Ⅵ. 医疗系统下的实践（参见第六章"基于医疗服务的教育"部分）
✓ 观察工作人员的角色和职责
✓ 参与工作人员的工作
✓ 协调病患医治
✓ 安排患者到辅助部门就诊（如康复室、糖尿病教育部门、放射科等）

（陈　罡译　黄晓明校）

参 考 文 献

1. **Woolliscroft JO, Schwenk TL.** Teaching and learning in the ambulatory setting. Acad Med. 1989;64:644-8.
2. **Wilkerson L, Armstrong E, Lesky L.** Faculty development for ambulatory teaching. J Gen Intern Med. 1990;5(Suppl):S44-53.
3. **DeWitt DE, Robins LS, Curtis JR, Burke W.** Primary care residency graduates' reported training needs. Acad Med. 2001;76:285.
4. **DeWitt DE, Migeon M, LeBlond R, Carline JD, Francis L, Irby DM.** Insights from outstanding rural internal medicine residency rotations at the University of Washington. Acad Med. 2001;76:273-81.

第 3 章

做好教学准备

❖ 学生到来前的准备

一个设计良好的入科教育能够让学生很快适应社区门诊的环境[1,2]。理想状态下，学生来门诊之前，培训项目会安排社区门诊教学的系统介绍（参见附录 B "学生到来前的准备清单"）。介绍最好包括以下内容：

- 标明轮转目的和要求的课程大纲
- 关于学生在门诊轮转的角色介绍
- 教学活动简介
- 平时表现的评估标准
- 推荐的阅读材料和学习资源
- 供学生快速学习的门诊组织流程图表和工作方法技巧
- 电子病历和患者注册系统的介绍
- 口述笔录病史（偶尔有）和病历书写技巧
- 处方书写
- 门诊礼仪

学生到来前一周，回顾一下你了解的学生和教学项目信息。医学院校或住院医生培训项目需要提前向你提供学生信息。你需要催促教学相关部门尽早提供相关信息，以便你能有足够的时间准备入科教育材料。了解教学机构提出的教学目标和计划，并注意学生的层次，以确保你为他们准备的教学内容适合他们的水平。如果你有任何疑问，在学生到来之前要和主办方的教学机构询问清楚。如果你准备有现成的门诊介绍，嘱咐教学部门提前发给学生，尤其是关于门诊地址、停车位、电话的个人使用问题、门诊时间、休息日和下班后的职责等信息。

搞清楚学生来门诊的确切时间以及任何与原定计划不符的地方。如果学生因病或其他缘故不能参加门诊教学，应确保有畅通的渠道让门诊知道。如果你自己意外不能出诊，应及时通知学生。确保能有一个可靠的电话随时能和门诊联络人员联系，以防某些意外情况的出现，比如学生不能准时来门诊、门诊日程的临时变动或者缺少必要的评估表格等情况。

提前提醒门诊工作人员和同事学生到来的日期，分发给他们学生的申请表格或个人信息和日程安排。如果你没来得及这么做，也应让门诊工作人员简单了解学生的参与情况和职责，特别是教学活动与他们相关的部分。告诉门诊接待人员注意事项，他们要告诉前来就诊的患者有学生参与就诊，并告知学生在患者诊治过程中的角色。注意听一遍接待人员对上述问题的表达，确保语气正面积极。经验表明，对患者的介绍过程在一定程度上决定了门诊教学的成败。如果你的教学计划还包括让学生看当天的预约随诊患者，那么让接待人员和护士在预约时传递这样的信息，来全力配合你的教学。

告诉学生停车地点以及学生在门诊工作、学习的办公室，办公室需要准备必要的参考书、笔记本、笔以及电话电脑接口。学生经常会自带电话和电脑，提供相应的接口很有必要。最好把学生要用到的门诊表格集中放在一个地方，然后由你或者某位工作人员向他们介绍这些表格的使用。和你的门诊工作人员一起准备学生的入科教育，做好分工。标注有照片、姓名、角色介绍和地点的图片表格在向学生做门诊介绍时会有用，同样学生的照片和简介也能对工作人员和患者有帮助。

在你的日程中留出为学生做入科教育的时间。可以让学生第一天早一点过来，或者让他们提前一天过来。经验表明，一个完善的入科教育至少需要 30 分钟时间。花点时间写下你的入科教育内容并做个备份，将来可用于其他学生，当学生对入科介绍有新的需求时，及时做好增补，增长自身的经验。有一些教师会要求以前的学生提交一份"门诊第一天我想知道的事情"清单，帮助未来的入科教育能让学生更好、更快地融入门诊环境。

最后，为了保障高效、愉快的教学，最好有两个诊室，一个供自己使用，另一个由学生使用。这样的话，你和学生可以同时接诊不同的病人。在学生到来之前，事先确定学生写病历的方式，是手写还是口述记录，还是使用电子病历系统（如果你的门诊里有这些的选择）。如果你希望学生口述记录病史，需事先向他们介绍口述记录系统是如何使用的，并且告诉他们你希望他们如何完成。可以为学生提供一份参考模板或范例。把这些都记录下来，并保存在你的入科教育文件中，以备将来使用。

❖ 学生到来时的准备

相互了解

第一次和新学生或住院医生见面，需要提出彼此的期望[3,4]。正如我们之前提到的，第一天的见面，你大约需要 30 分钟进行彼此交流和信息分享。你可以从自己说起，谈谈你的门诊、你的专业、你为什么选择这个专业、从中获得了哪些回报。你也可以说说自己为什么对门诊教学有兴趣。然后你可以问学生一些问题，比如他/她是哪里人，为什么选择学医，他/她的职业目标是什么，选择来社区门诊学习有什么特殊目的等等（参见附录 B 中"入科教育准备清单"）。

前期经历

接下来，讨论一下学生以前的轮转情况、实习经历、是否有门诊经验和是否承担患者诊疗责任。附录 A "教师工具"中有一个简单的前期学习经历列表，可供学生在开始门诊实践之前完成。这个工具能够很快地勾勒出学习需要，并能用于设计门诊实践的教学内容。

对学习目标的期望和努力

这是一个和学生共同回顾教学机构的教学目标和学生自身的教学期望的好机会。要想把这两件事情做好，方法之一是设计一份"教学合同"（参加附录 A 中"教学合同"）。合同内容要体现学生和你对门诊教学的期望，并作为你最后为学生评估的指导。说得更简单一些，教学合同就是用客观和易评估的条款来描述学习目的的声明。它可以包含以下内容：

- 师生各自或共同的期望
- 希望采取的教学方法
- 成功完成学习目标的现实标准（包括何事、何地、何时、如何实现）

完成或没有完成学习目标的后果

学生应尽早完成教学合同的内容，最好第一天就能拟定。你可以就先前的经验和自身的判断对合同做些修改，也可以加入一些如何完成学习内容的方法策略。审核完后你和学生双方都应在合同上签字。

职责

尽可能明确职责的方方面面，包括一些看似平常其实非常重要的方面，诸如如何穿着得体、何处停车、从哪条道走进大楼、何处保存私人物品以及对病历书写和口述记录的要求、如何使用电子病历、如何开检查、申请会诊和安排随诊单等。如果这些常用的规章制度都有成文的内容，你可以在第一天直接拿来和学生分享，这可以节省大量时间。记得把这些具体介绍材料保存下来，方便以后的学生使用。此外，需要明确规定学生接诊一位患者的时间限制。

日程安排

考察门诊流程，选择合适的教学时机。比如，一开始先让学生观摩学习；然后选择一部分病人先让学生单独接诊，随后向你汇报接诊情况并和你一起再看病人。住院医生可以安排自己的病人，也可以做一些其他的安排。如果你想具体了解如何安排日程和内容，参见下文的"患者就诊安排"。

教学

　　提前告诉学生在教学中，你主要是起"点拨"作用：提问问题、行为榜样、指点学生查阅文献寻找问题答案。简单描述这种教学方法并告诉学生他们需要怎么做才能更好地体现教学效果。后续我们还会提到基于病例的学习技巧和信息（参见第五章）。

评估和反馈

　　学生需要了解评估和反馈，包括何时评估以及用于评估的标准。在第一次见面的时候，告诉学生在门诊学习中，你会不断提供反馈信息，这样最终评估的结果就不会让学生感到意外。在轮转中间增加一次阶段评估也是一个不错的方法。记住向学生提供反馈并告诉学生如何评估、何时评估等具体信息是你的责任（参见第八章"学生的反馈与评估"部分）。

门诊流程

　　你或者门诊主管应当花几分钟时间带学生转转门诊环境。把学生介绍给门诊所有成员，并说明他们的职务和职责。也可以用模拟患者就诊的流程介绍门诊环境和人员，从前台的接待人员开始，到病案室人员、健康助理、护士、结账人员以及其他相关工作人员。

工作环境

　　你还需要向学生介绍他们的工作环境，包括他们能坐在哪里、在何处存放个人物品、在哪里写病历。根据你的要求告诉学生采取手写记录、录音记录、使用电子病历或使用电脑等方式写病历。告诉学生如何获取相关信息，包括教科书、期刊和网络资源。

诊室

　　和学生一起看一下标准配置的诊室里的物件是否齐全，包括手套、白大衣、便潜血涂片和各式查体工具。如果你希望学生填写实验室或放射检查的申请单，告诉学生这些东西在哪里以及如何填写。也可以用一些创新的方式向学生介绍社区门诊情况，比方说让学生实际挂号，体验一下"患者"的就诊过程。在这个过程中，他/她先和接诊台的接待员见面，填写基本医疗信息，然后被带入诊室，再到化验室，拿些检查用具，取完标本后送回检查窗口，再接下来又被送到了化验室或放射科。这个模拟患者的过程能够让学生迅速熟悉环境。

患者知情同意

要在前台和接诊处张贴关于门诊有学生参与的告示内容（参见附录A 中关于医学生参与门诊的患者告知，以及关于住院医生参与门诊的患者告知）。许多教学门诊把学生的姓名、职位、照片一同放在候诊区域，或准备一份简单的学生简历分发给来就诊的患者，患者们很愿意提前了解门诊里的新面孔（参见附录A "住院医生简介"）。提醒接诊人员提前告诉患者目前你的门诊里有一位你带教的医学生或住院医生。

❖ 患者就诊安排

对患者恰当合理的就诊安排能够提高教学效率。其中一种高效率的就诊安排方案是如表3-1所示的波浪式接诊安排（参见附录B 和表3-1 "波浪式接诊安排"）。这个方案中，你可以基本按照原先的就诊安排，不过每隔一位或两位患者，你就让他/她提前一个时间段来就诊，这样你和学生可以同时接诊两名患者。采用这个方案前，你要提前告诉患者他们要被接诊两次，不然他们可能会耽误其他的安排。接诊结束，前一位患者离开门诊后，你和学生可以一起接诊此前刚被学生看过的患者。

这个方案不会影响教师接诊的患者人数，也不会因此延长工作时间。对于水平较高的学生，方案可以设计得紧凑些（每两位患者，就让学生就诊一次），对于新手则可以适度宽松些（因为他们需要更多的时间来问诊和书写病历）。培训项目会告诉教师在门诊要求学生完成的初诊和复诊的患者数。当你了解了学生的能力和效率后，可以对此做出调整。采用这个方案，需要工作人员提前打电话告知患者提前就诊，这也是让患者知情同意教学门诊的时机，告诉他们就诊时间可能因学生接诊而延长，并征得他们的同意。

表 3-1　波浪式接诊安排

时间（AM）	原先的接诊安排	学生波浪式接诊安排	医师波浪式接诊安排
8：00~8：20	患者 A	患者 A	患者 B
8：20~8：40	患者 B	患者 A	患者 A
8：40~9：00	患者 C	书写病历	患者 C
9：00~9：20	患者 D	患者 D	患者 E
9：20~9：40	患者 E	患者 D	患者 D
9：40~10：00	患者 F	书写病历	患者 F
10：00~10：20	患者 G	患者 G	患者 H
10：20~10：40	患者 H	患者 G	患者 G
10：40~11：00	患者 I	书写病历	患者 I
11：00~11：20	患者 J	患者 J	患者 K
11：20~11：40	患者 K	患者 J	患者 J
11：40~中午	患者 L	书写病历	患者 L

在例子中我们采用的是每个接诊单元 20 分钟，实际上这样的安排适合任何接诊时长，只要每位患者的接诊时长都比较平均。每个门诊单元开始，和学生一起预习一下接诊安排，搞清楚下一个接诊患者是谁，让他们知道你对此次接诊的期望，强调接诊时间有限以及你期望的重点查体内容和如何进行病例汇报（参见第四章"门诊教学的教学技能及组织技巧"的内容，以进一步了解接诊过程和病例汇报的信息）。

显然，要想采用波浪式接诊安排，你至少需要准备两个诊室，一个你自己使用，另一个供学生使用。如果你只有一个诊室又该怎么办呢？为了避免学生的消极和厌倦，可以想一些方法激励他们的主动性[1]。激励的方式有很多种，具体包括：

● 鼓励学生观摩你进行查体（参见第六章关于"主动观察"的内容）

● 在你和患者交流时，可以让学生查一下药物信息、剂量和副作用等

- 让学生从循证医学的角度提出临床问题（参见第六章关于"实时学习"的内容）

- 让学生查阅患者的就诊记录，了解血压、体重和糖化血红蛋白等数据的变化趋势

- 在你书写处方或病历时，让学生测量生命体征或做一部分查体（参见第六章关于"合作查体"的内容）

上述技巧对于初学者或者临床经验缺乏的学生比较奏效，对经验相对丰富的医学生或住院医生就不怎么合适了；后者需要得到独立接诊患者的机会，至少在开始时相对独立工作，然后在你的指导下进行医学实践。

当你进行学生接诊计划安排时，需要充分考虑到他/她的能力水平和前期经历。如果可能的话，可以根据学生的能力水平为他们安排合适的患者。经验不足的学生最好处理问题比较简单的患者，或者看典型常见疾病。你要为他们挑选一些喜欢表达、耐心又没有太多心理问题的患者。病情复杂的患者是初学者难以胜任的。另一方面，水平较高的学生喜欢挑战一眼看不透的临床问题，让他们能在现实的临床环境中实践知识。问题复杂多样的患者适合这部分学生。

另一种有效的接诊安排模式是"穿插模式"。在这种模式中，在你看常规患者时，学生去接诊常规门诊中插入的需要紧急处理的患者。交替地，你看紧急患者时，让学生处理常规患者，这种安排有时更符合教学机构的期望和学生的计划。

❖ 其他辅助教学机会

对学生而言，还有其他一些有价值的学习机会，包括：

- 患者家访
- 参观临终关怀医院
- 参观护理院
- 参观物理治疗
- 实验室/抽血经历
- 学习注射（如流感季节）
- 患者教育

- 和接诊人员一起工作
- 和诊所经理一起工作
- 旁听门诊经营会议
- 电话分诊患者
- 医疗质量检查

尽管这些学习机会不能替代门诊的临床实践，但它们很大程度上丰富了学生的轮转经历，广受学生的喜爱。如果你能把这些学习机会的价值清楚地向学生说明，并在事后询问学生的收获，那就更有教学意义了。

❖ 患者到来时的准备

让接待员告知患者今天和你一同工作的还有一位学生。有些教学门诊会事先准备一个小册子或简报，介绍教学项目和学生。通常患者对这些信息很感兴趣，尤其是学生的个人信息。接待员要提前做好功课，尽量用肯定或支持的语气回答患者提出的关于教学项目和学生信息的问题（参见附录 B 中"入科教育准备清单"）。

亲自告诉你的患者你在门诊带教医学生或实习医生。把学生带进诊室或让学生单独看患者之前，一定要征得患者的同意。在患者面前让学生汇报病例，也最好征得患者的同意。后面我们谈到这种方式会大大节省你的教学时间，也容易让患者接受（参见第六章中"在诊室汇报病例"）[5,6]。

向患者介绍学生时要使用肯定的语气，比如："今天有一位医学生/住院医生和我一起工作。如果可以的话，我想先让他/她为您问诊和查体，我随后会再为您检查一遍"。大多数患者都是配合的，尤其当你用肯定的语气告诉他们时，他们对此不会感到突兀，愿意配合教学。但是，不要理所当然地认为所有患者都是如此，毕竟最后的决定权归患者所有。

如果你经常参与教学，不妨告诉新患者你和学生一同工作很经常。这样患者也会渐渐习以为常，即便不时会有新的学生面孔出现。

提醒门诊工作人员把患者的正面或负面反馈告诉你。这同样是你用于学生反馈的信息点。没有什么比来自患者的反馈更能促进学生的行为改变了。

❖ 患者离开后

无论你是否教学，病历等医疗文书都很重要，这是联邦医疗保险（Medicare）① 或其他保险公司付费的凭证。缺乏恰当的医疗文书会被认为是一种医疗欺骗行为。

住院医生所要求的医疗文书

当前联邦医疗保险规则允许临床教师使用本人和住院医生共同书写的医疗文书作为医疗账单的有效凭证。临床教师必须清楚地说明他/她亲自看过患者，参与患者的诊治过程，评估了住院医生的处理，填写了账单。临床教师需要确认他看过住院医生书写的医疗文书中所呈现的内容，并和他们意见一致，同意住院医生所作出的诊断和诊疗方案。医疗保险规则允许临床教师把住院医生的医疗记录作为自己记录的一部分，以节省时间成本。这也在一定程度上减轻了教师的工作量，让教师从教学行为中体会到一点"好处"。参见框 3-1 中列举的医疗文书。

医学生所要求的医疗文书

医学生所写的医疗文书中，临床教师所能采纳的部分仅包括系统回顾、既往史、家族史和社会史。现阶段，临床教师不能把医学生所书写的体格检查或医疗决策作为自己医学文书的一部分[8]。这些限制显然会对门诊的效率产生影响，但医学生的医疗文书还是会对你的病历记录有所帮助的。有经验的临床教师会在医学生的文书记录中寻找有价值的部分以提高自己的工作效率。有研究表明，采用这种方法，每位患者平均可以节省 3.3 分钟[9]。此外，尽管有这些规定的限制，还是有一些技巧可以大大提高工作效率的（参见表 3-1 "波浪式接诊安排"以及第六章中"在诊室汇报病例"和"合作查体"的内容，

---

① 联邦医疗保险（Medicare）是美国政府出资的医疗保险项目，针对 65 岁以上的老年人提供医疗费减免计划。

寻求其他在有学生时有助于完成医疗文书的方法）。

框 3-1　主治医师史密斯书写的病历（指导住院医师福克斯）

　　我和福克斯医生共同接诊了"快速起立后头晕"的患者琼斯太太。她患有高血压，目前正在服用氢氯噻嗪，既往无血液病或容量不足病史。血压和体位相关。心血管和神经正常。我同意她的症状源于氢氯噻嗪的使用，我们需要进一步进行血液生化和血细胞比容的检查。具体细节参见由我签名的福克斯医生的病历。

签名：斯密斯医生

（陈　罡译　黄晓明校）

参 考 文 献

1. **DeWitt DE.** Incorporating medical students into your practice. Aust Fam Physician. 2006;35:24-6.
2. **Jain S.** Orienting family medicine residents and medical students to office practice. Fam Med. 2005;37:461-3.
3. **Skeff KM.** Enhancing teaching effectiveness and vitality in the ambulatory setting. J Gen Intern Med. 1988;3:S26-33.
4. **Lesky LG, Hershman WY.** Practical approaches to a major educational challenge. Training students in the ambulatory setting. Arch Intern Med. 1998;155:897-904.
5. **Anderson RJ, Cyran E, Schilling L, et al.** Outpatient case presentations in the conference room versus examination room: results from two randomized controlled trials. Am J Med. 2002;113:657-62.
6. **Rogers HD, Carline JD, Paauw DS.** Examination room presentations in general internal medicine clinic: patients' and students' perceptions. Acad Med. 2003;78:945-9.
7. **Cope DW, Linn LS, Leake BD, Barrett PA.** Modification of residents' behavior by preceptor feedback of patient satisfaction. J Gen Intern Med. 1986;1:394-8.
8. **Chappelle KG, Blanchard SH, Ramirez-Williams MF, Fields SA.** Medical students and Health Care Financing Administration documentation guidelines. Fam Med. 2000; 32:459-61.
9. **Usatine RP, Tremoulet PT, Irby D.** Time-efficient preceptors in ambulatory care settings. Acad Med. 2000;75:639-42.

第 4 章

门诊教学的教学技能及组织技巧

本章内容包括：什么是有意义的对患者的职责；优秀临床教师的特点有哪些；教学门诊接诊患者的组织策略（参见附录 B 对本章、第五章及第六章的学习经验总结）。

❖ 有意义的对患者的职责

建立一个真正有效的学习过程，不论是医学生还是住院医生都需要被赋予一定的对患者的职责。职责的大小取决于学生的受训水平和你对他的最佳判断。然而，大多数学生都需要有机会独立看病人、采集资料、作出初步判断、然后向你汇报。作为指导教师，是让学生"全程观摩"你如何处理患者还是让他们独自处理一些患者，你需要在两者之间取得平衡点。让学生观摩你与患者的互动当然也很有教学价值，但只是袖手旁观会让学生觉得无聊，产生挫败感[1]。我们都习惯于手把手地教学生，让他们在你的直接观察下学习，因为大多数临床教师更关注患者满意度，希望亲力亲为，保证工作进度。许多行业中都包含有这种学徒式的训练，被称为"合法的参与"，学生也确能从这种学习中获益。但是，如果把这种观察学习与在监管下逐步赋予学生一定职责的训练相结合，将更好地提高他们的学习效率。如前所述，患者对学生的满意度通常较高，使用本书提供的方法，你还能合理安排门诊使教学对你的工作进度的影响降至最低。

❖ 高效率临床教师的特点

良好的教学会影响深远。优秀教师带教的学生在实习中整体表现更好，实习分数和执业医师考试成绩更好[2~4]。优秀教师会对学生的事业选择产生积极影响，而不好的老师会对此带来负面影响。有无数的理由要求医生同时成为一名优秀的老师，但是很少有人天生就是好老师，大多数人需要在帮助下提高教学技能。幸运的是，我们已经知道了很多好的教学方法，其中大多数都是简单、直接、通过练习即可掌握的。

对教师的评价信息来自于医学院校毕业生和住院医生的调查，以上调查的权威性得到了国家教育专家和有经验教师的证实[6~11]。调查显示优秀的门诊教师都擅长以下行为：

- 与学生沟通期望
- 选择适合教学的患者
- 激发学生的学习兴趣和热情
- 医患沟通技能
- 良好的行为榜样
- 让学生参与到教学过程中
- 少而精的教学点
- 给予反馈

其他还包括：提供学习与实践临床技能的机会，观察教师实践医学伦理及循证医学的机会。

与学生沟通期望

最好在入科教育时与学生详细表达你对他们的期望，可以清单的方式来组织你的入科教育，这样能让你的期望更清晰（参见附录 B "学生入科教育准备清单"）。部分入科教育内容你也可以让诊室其他工作人员承担。在轮转结束时询问学生入科教育对于教学预期的介绍是否完善，这将有助于改进你未来的教学。

激发学生学习兴趣

激发学生兴趣是创建良性学习环境的重要组成部分。比如，通过你的言行让你对行医的热情自然流露；和学生分享问题的不寻常方面，比对学生既往的经验分享他们对问题的看法（称为反思）。对于初学者来说，所有的患者都是特殊挑战，即使是重复的问题在讨论中也可以从不同角度加以强调来激发他们的学习兴趣。比如说，第一例糖尿病患者讨论他的自然病程；第二例讨论糖尿病的预防；第三例阐述患者依从性问题。这样学生会认识到每位患者都是独一无二的，都从不同方面提供了学习更多医学知识的机会。一位受人尊敬的教育家曾说过："优秀的教师不需要传授很多实际的知识（因为这些知识几年后可能会过时），重要的是他们制造了一种学习氛围，让学习变得有趣、愉快和让人振奋"。

医患沟通技能

优秀的临床教师知识渊博、临床能力强、医患关系良好，并被学生视为优秀的行为榜样[13]。你可以向学生展示在多年实践经验中积累的精熟技巧，这是宝贵的教育财富。比如，让学生观察你与患者的互动交流。首先，"设置阶段"告诉医学生应该关注什么以及为什么，然后让学生描述发生了什么，当学生有机会自己实践你所展示的技能时，注意观察学生的表现并提供反馈（见第六章"主动观察"部分）。例如，在咨询患者关于戒烟的问题之前，让学生观察你的交流过程，并期望他（她）可以对下一位类似患者进行咨询。当学生进行咨询时，你需要观察他们的表现并在随后提出有针对性的评估。

让学生参与到教学过程中

如前所述，主动观察是让学生参与教学的一种方法。让学生发现他（她）的知识或技能的盲点，并帮助他们学习克服这些缺点。可以给学生布置作业，让他们重点提出自己的学习需求并把研究结果向你汇报（见第六章"自学/独立学习"）。

教学处方是一个有用的教学方法（见附录 A "教学处方笺"）。当一个学习问题出现时，你可以给学生开具一张教学处方，写出这个问题或者任务。例如，"对于非复杂性泌尿系感染，抗生素疗程 7 天是否优于 3 天"或者"阅读有关非复杂性膀胱炎治疗的相关文献"。

处方需要规定如何完成及何时完成该作业，例如"明天上午给大家做一个 5 分钟的总结报告"或者"下班前完成一个关于膀胱炎的 5 分钟小讲课"。使用教学处方让你对学生的预期更明确，形式更正式。举个例子，你在办公室偶遇某学生，对他说"我希望你学习一下关于此病的危险因素"。你自认为这是一个明确的指令，学生会准备好在第二天讨论这一话题，而我们有时会发现学生会把这一指令当作一个非正式的邀请，他们完全可以拒绝。如果你用教学处方的形式把你的希望用白纸黑字写下来，学生就不会有类似的误解。

你可以通过演示以患者为中心的解决临床问题过程来向学生示范努力探究以及终身学习的行为态度。比如，先向学生口头提问，"对于良性前列腺增生症，非那雄胺比多沙唑嗪更有效吗？"，然后演示自己如何利用医学文献或其他可靠信息来回答这个问题。

少而精的教学点

有经验的教师有一个很重要的教学策略是限制教学内容，保证教学点少而精[16]。在充满激情的教学过程中，教师总想将所有的知识倾囊相授，但那样很容易会让学生崩溃。相反，重点突出效果会更好。教师强调的教学要点应该是可以应用于其他情况的一般规则。这种方法能让学生对教学点记忆更深刻，且更容易应用到新的情况中去。

良好的行为榜样

行为榜样是医学教育的重要组成部分，也是塑造医学生价值观、态度、行为和道德的重要因素。事实上，90% 的学生会在医学院学习阶段确立一个或多个榜样，而在临床阶段更是如此。一项研究表明，那些被内科住院医生认同的优秀榜样具备了一些与其他人不同的特质，他们更强调医患沟通的重要性，会在患者的社会心理方面花更多的时间，会给予医学生更深入和具体的反馈意见。他们会花时间与住院医生建立良好关系，如一起探讨职业计划、家庭或业余爱好，并对学生的生活提出个人建议。其他因素如年龄、性别、职称、除医学以外的教育背景、全职或兼职状态等则并不重要。很有趣，是否是优秀榜样与知识背景强大与否没什么关系，而更为重要的因素是理解能力和耐心平和的性格特点[17]。

这说明所有社区医生都可以成为优秀的行为榜样。成为学生的榜样其实不难，你只要记住医学生在这里尝试你的工作和生活方式。专注于你的职业，满怀热情地对待日常工作，这是对你的职业最好的支持。学生和住院医生常常通过观察专家处理复杂问题而获得最宝贵的经验，所以当你遇到类似情况时邀请学生到你的诊室，和学生讨论遇到的问题，强化这一学习过程。学生很珍惜观摩经验丰富的医生在长期良好的医患关系之下工作的机会。对很多人来说，这将是他们门诊轮转的首次经历，观察你与患者的沟通交流同时兼具教学及激励的作用。

来自学生及住院医生的正面评价能进一步点燃临床教师的教学热情。优秀的门诊老师拥有"广博的医学知识"，同时好老师也是"好人"。作为一个优秀群体，他们享受临床与教学过程，关注患者，平易近人，尊重他人并且充满热情。

❖ 选择合适的患者

选择什么样的患者参加门诊教学需要带教老师认真考虑和协调。有经验的教师会为学生选择一些患者，他们既能帮助学生学习，又不会影响门诊效率，并能维护良好的医患关系。所以，他们不会选择"难缠的病人"。最适合初学者学习的是那些病史清楚而没有严重心理问题的患者。而高年资的医学生喜欢在真实的临床环境中迎接挑战，他们则适合具有多种复杂问题的患者。

❖ 门诊组织策略

在门诊学习的学习者，尤其是医学生，对于如何有条理地问诊、收集资料及病例汇报常会遇到困难。相比住院患者时间上的从容，在门诊学生遇到的最大挑战是病史采集及诊疗的时间非常有限。接下来我们主要介绍如何帮助学生顺利完成门诊接诊患者的技巧（见附录 A "给学生门诊组织策略的指导"）。

收集患者陈述资料

华盛顿大学的同事为我们总结了适合学生的问诊组织框架（见框4-1）。为了让学生更好地理解这个方法，你最好在门诊开始前或入科教育时花几分钟和学生一起回顾一下框4-1内容。这个框架可以进一步细化成表格形式帮助学生收集患者资料（见附录A中"帮助学生门诊组织的工具"）。对于问病史有困难的学生，可以利用附录A中的患者问诊表格和模板帮助他们。在前期多花一点时间适应组织框架和格式化问诊，会让学生在轮转中的效率提高，总体看来所花的时间成本还是合算的。

框 4-1　病史采集策略（5W）

什么？（What）

➤ 引出患者问题：今天我们要谈论什么？

为什么？（Why）

➤ 引导患者对该问题的归因或认识：你认为事情的原因是什么？你认为我们应该做什么？

➤ **为什么？（Why）** 明确最可能的假设原因及支持点。能够回答以下问题，"支持的证据是什么？"

还有什么？（What else）

➤ 列出鉴别诊断及优先顺序，并且再一次回答"支持的证据是什么"。

➤ **现在怎么办？（What now）** 决定下一步计划：还需要采集哪些相关病史、重点查体以及检查？有哪些治疗选择？需要如何进行患者教育？

作为对上述方法的拓展，达特茅斯医学院的帕尔贴（Peltier）等人开发并评估了病例脚本（scripts）的使用。与华盛顿大学应用的组织框架类似，脚本将复杂的知识转化为更简单利于记忆的形式。病例脚本（scripts）旨在帮助医学生解决如何在短时间内获得门诊患者信息的难题，是专门为刚开始出门诊的医学生设计的纸质备忘录，帮助他们有针对性地进行问诊和查体。相关的脚本有急慢性疾病的通用问题脚本和常见特定疾病的脚本范例（见附录A中教师工具）。使用这些脚本的学生能更流畅地进行问诊和查体，具有更清晰的诊断思路，

能更好地组织分析实验室数据。

引导（Priming）

另一种可用于指导学生收集临床资料的组织策略是引导（Priming）。引导的内容包括在看病人前向学生提供有关患者疾病的背景知识，并指导学生进行诊疗[21]。例如，学生将接诊一名胸痛的患者，之前你先花很短的时间（1~2 分钟）简要复习一下胸痛的常见病因以及需要关注的对鉴别诊断有意义的病史及查体。记住，提问比直接告诉学生更好，因为在引导的同时通过提问你还能了解他们的知识水平。例如，提问学生"对于一名 35 岁的女运动员来说，胸痛常见的病因是什么"。对于慢性病患者中，引导内容要包括既往的健康状况或疾病筛查情况。对于有多个问题的复杂患者，引导内容还需要包括让学生思考一下此次门诊最重要的目的可能是什么？

框 4-2　如何引导学生

➤ 例 1：琼斯太太，28 岁，既往体健，因常规查体就诊。"在这个年龄段查体需要包括哪些筛查项目？"

➤ 例 2：史密斯先生，50 岁，既往有慢性肺病，近期因肺炎短暂住院治疗，来门诊常规出院复查。"我们今天需要关注患者的哪些症状？注意哪些体征？"

➤ 例 3：多伊小姐，60 岁，既往高血压，长期使用氢氯噻嗪控制血压。主诉头晕来门诊就诊。"在患者这个年龄段，头晕需要考虑哪些鉴别诊断？我们需要询问哪些用药问题？"

框 4-3　引导

➤ 给学生提供关键信息来帮助学生开始门诊诊疗。

在门诊开始前进行简短引导内容的讨论能避免学生在门诊采集完整的病史及完成详细的查体，帮助学生在规定的有限时间内重点完成主要问题的临床资料收集。

框4-4　框架

➤ 在学生看病前告诉他们你希望他们完成的任务及时间限制。

设计框架 （framing）

　　另一个提高学生学习效率的组织策略是设计框架（framing）。框架是指为本次就诊设定目标，让学生能集中完成一项任务。例如，明确告诉学生本次接诊需完成的具体任务："对于本例患者，我希望你采集他胸痛的病史、做重点查体并在十五分钟内向我汇报。"

　　你会发现并非所有的学生都需要引导或框架的方法给予帮助，但相信大多数医学生及低年住院医生都会从中受益（见框4-4）。

（冯　俊译　黄晓明校）

参 考 文 献

1. **Krajic Kachur E.** Observation during early clinical exposure - an effective instructional tool or a bore? Med Educ. 2003;37:88-9.
2. **Stern DT, Williams BC, Gill A, et al.** Is there a relationship between attending physicians' and residents' teaching skills and students' examination scores? Acad Med. 2000;75:1144-6.
3. **Griffith CH 3rd, Georgesen JC, Wilson JF.** Six-year documentation of the association between excellent clinical teaching and improved students' examination performances. Acad Med. 2000;75:S62-4
4. **Roop SA, Pangaro L.** Effect of clinical teaching on student performance during a medicine clerkship. Am J Med. 2001;110:205-9.
5. **Griffith CH 3rd, Georgesen JC, Wilson JF.** Specialty choices of students who actually have choices: the influence of excellent clinical teachers. Acad Med. 2000;75:278-82.
6. **Wilkerson L, Armstrong E, Lesky L.** Faculty development for ambulatory teaching. J Gen Intern Med. 1990;5(Suppl):S44-53.
7. **Skeff KM.** Enhancing teaching effectiveness and vitality in the ambulatory setting. J Gen Intern Med. 1988;3(Suppl):S26-33.
8. **Roberts KB.** Educational principles of community-based education. Pediatrics. 1996;98:1259-63.
9. **Gjerde CL, Coble RJ.** Resident and faculty perceptions of effective clinical teaching in family practice. J Fam Prac. 1982;14:323-7.
10. **Irby DM, Ramsey PG, Gillmore GM, Schaad D.** Characteristics of effective clinical teachers of ambulatory care medicine. Acad Med. 1991;66:54-5.
11. **Whitman N, Magill MK.** Is attending a teaching skills workshop worth your time? Fam Med. 1998;30:255-6.

12. **Elnicki DM, Kolarik R, Bardella I.** Third-year medical students' perceptions of effective teaching behaviors in a multidisciplinary ambulatory clerkship. Acad Med. 2003;78:815-9.
13. **Irby DM.** Teaching and learning in ambulatory care settings: a thematic review of the literature. Acad Med. 1995;70:898-931.
14. **Loftus TH, McLeod PJ, Snell LS.** Faculty perceptions of effective ambulatory care teaching. J Gen Intern Med. 1993;8:575-7.
15. **Epstein RM, Cole DR, Gawinski BA, et al.** How students learn from community-based preceptors. Arch Fam Med. 1998;7:149-54.
16. **Heidenreich C, Lye P, Simpson D, Lourich M.** The search for effective and efficient ambulatory teaching methods through the literature. Pediatrics. 2000;105:231-7.
17. **Wright S, Wong A, Newill C.** The impact of role models on medical students. J Gen Intern Med. 1997;12:53-6.
18. **Wright SM, Kern DE, Kolodner K, et al.** Attributes of excellent attending physician role models. N Engl J Med. 1998;339:1986-93.
19. **Simon SR, Davis D, Peters AS, et al.** How do precepting physicians select patients for teaching medical students in the ambulatory primary care setting? J Gen Intern Med. 2003;18:730-5.
20. **Peltier D, Regan-Smith M, Wofford J, et al.** Teaching focused histories and physical exams in ambulatory care: a multi-institutional randomized trial. Teach Learn Med. 2007;19:244-50.
21. **McGee SR, Irby DM.** Teaching in the outpatient clinic: practical tips. J Gen Intern Med. 1997;12(Suppl):S34-40.

第 5 章

基于病例的教学

本章我们首先解答两个问题，"什么是基于病例的教学"和"我如何能在门诊更好地对学生进行教学"。然后我们会讨论七种教学模式：

- 小技巧模式
- "Aunt Minnie" 模式
- 示范解决问题的过程
- 一分钟观察
- 以学生为中心的教学
- 以学生为中心教学的 SNAPPS 模式
- 反思

此外，关于如何更有效利用时间的模式，请见第六章。

❖ 什么是基于病例的教学？

大多数内科医生都很熟悉传统的基于病例的教学方式。学生在独立采集完患者临床后向你汇报病例，而你必须根据这个病例为学生进行讲解，同时为患者提供医疗服务。完成该任务需做好如下工作：

- 行为榜样（"看我如何处理患者"）
- 提问（"告诉我你是如何思考的"）
- 进行专家咨询（"你想知道什么都可以问我"）
- 小讲课（"关于这个话题，我会告诉你我所知道的东西"）
- 示范解决问题的过程（"对于这个问题，我会这样考虑……"）

- 鼓励自我引导的自学（"为了更好地理解这个病例，你需要读哪些书？"）
- 布置由教师引导的自学任务（"我觉得你应该看这些书"）

绝大部分教师会联合使用上述教学方式，同时向有经验的教师学习如何在某一特定的情境下使用最合适的教学模式。

❖ 小技巧模式（一分钟教学）

奈尔（Neher）等[1]将基于病例的教学分解成五种指导学习的小技巧（详见附录 B 中关于教学小技巧的总结）。这种方法通过运用提问技巧来高效且有效地理解并满足学生和患者的需求。通过此法我们可达到下列目标：①评估学生的知识水平；②指导学生；③更有效地提供反馈。

对于任何水平的学生我们都可以使用小技巧模式。框 5-1 列出了该模式的五项原则。

框 5-1　小技巧模式

1. **让学生做决定**
   ➤ "对于这位患者你是如何考虑的？"
2. **探究支持的证据**
   ➤ "你为什么这么考虑？"
3. **通用原则教学**
   ➤ "以后碰到类似的病例都应该这样处理"
4. **反复强调正确的做法**
   ➤ "这些地方你做得很对，这很重要因为……"
5. **纠正错误**
   ➤ "哪些方面你能做得更好"
   ➤ "如何才能做得更好"

让学生做决定

第一种小技巧是让学生做出一些决定或行动计划。学生向你汇报完病例后，如果他没有对临床资料进行解释或提出诊疗计划，你可以使用这种小技巧。此时，你如果直接接管这个病例并自己解决问题，你可能丧失了一次绝好的教学机会。你应该问学生"你目前是怎么考虑的?"，或者"你接下来想做什么?"、"你如何处理这个问题?"。让学生做决定可以鼓励学生对患者产生更多的责任感，促使他们主动学习，并激发他们与团队的合作感。犯错误的学生可以让你发现他们在知识和决策方面的差距，你可以通过简短的解释或者安排之后的阅读任务来帮助他们弥补这种差距。框 5-2 列举了这方面值得推荐和不推荐的提问方式。

框 5-2.

鼓励学生做决定的提问方式

➢ "对于该患者，你目前是如何考虑的?"

➢ "该患者服用三种降压药后血压仍偏高，你考虑是什么原因?"

➢ "这次患者就诊，你打算达到哪些目标?"

这些问题的共同点是期待学生能给出一个解释，而不是仅仅回答"是"或"不是"。他或她通过回答问题会将他们的知识掌握情况展现在你的面前。

不利于学生做决定的提问方式

➢ "听起来像肺炎，你不觉得吗?"

➢ "你觉得他气短的症状是慢性心功能不全引起的吗?"

这些问题并不需要学生阐述他们的知识。他们可以直接回答"是"或者"不是"，而问题本身又常常提示了答案。

探究支持的证据

当你让学生做出自己的判断或决定后，下一步就是让他们提供相应的支持证据。你不要直接告诉他们"你说得对"或"你错了"，可以问"哪些重要发现让你做出了这个诊断?"或"你为什么选择使用呋塞米，而不是氢氯噻嗪?"。提问题可以帮助学生在做出决定的同时思考。进一步探讨并不等同于"拷问"学生，而是鼓励他们"把想到的说出来"，这很重要。通过了解学生如何得出他们的结论，你能有机会分析学生的诊断能力。这种模式的核心首先是"诊断"学生，通过以上介绍的两个步骤能帮助你判断学生在思考什么，而不是让学生猜测你想听到什么。框 5-3 列举了这方面值得推荐和不推荐的提问方式。

框 5-3.

鼓励学生探究支持证据的提问方式

➤ "他的哪些表现支持你的诊断?"

➤ "你如何判断史密斯先生得了肺炎?"

➤ "哪些查体发现支持外科急腹症的诊断?"

➤ "哪些证据支持该患者为胃食管反流,而不是心肌缺血?"

这些问题的特点是通过提问让学生表达自己的思路。学生必须通过总结资料及相关知识来阐明诊断。

不利于学生探究支持证据的提问方式

➤ "活动后气短的原因有哪些?"

➤ "我不认为这是盆腔炎。你有其他考虑吗?"

➤ "我认为这是明确的痛风,你觉得呢?"

➤ "社区获得性肺炎最常见的五种致病菌是什么?"

这些不好的问题的特点是要么让学生列出很多与患者问题并不相关的诊断列表,要么是一些带有"诱导性"的问题,并不能鼓励学生主动思考。

对于有经验的临床医生,在教学和评价学生时,如何有技巧地提问是一项很重要的教学技能。初学者最好使用那些正确答案范围较小的封闭式问题,当学生的能力提高时,则推荐使用开放性问题,这类问题正确答案范围较广,并能促使学生对知识和判断进行更深入的探究。惠特曼(Whitman)和施文克(Schwenk)[2]曾描述了五种层次的提问,详见附录 A 中相应的例子。其中的一些问题也可应用在小技巧模式中。正如表中强调的那样,对于一个较差的病例汇报,或者某一定位不明确的任务,使用某些封闭式问题会帮助教师判断学生的水平。

带有及时反馈的提问是非常好的教学工具,只要多加练习,任何教师都可以掌握。这些问题同时也是非常好的评估工具,循序使用这些问题可以帮助你评估学生的水平。某位学生是仅能汇报数据呢,还是能够综合、辨别并表现出很好的判断和决策能力?(本书第八章介绍了 RIME 评价体系,列出了关于这种评价体系的更多信息。)

通用原则教学

要利用一切机会进行通用原则的教学[3,4]。通用原则指的是教学"精华"，通常是由临床经验的点滴总结而来，并不只适用于某个特定患者，而是能推广应用于其他病例。它们常浓缩至简单的一两句话，更容易记忆。需要强调的是，并不是碰到每位患者都必须去"教学"一些东西，如果学生表现良好，可以只给予肯定的反馈，将教学时间节省至下一个病例。框5-4 列举了这方面值得推荐和不推荐的说法。

框5-4.

通用原则教学值得推荐的例子

➤"对于机械性下腰痛的年轻男性，X 线检查通常帮助不大。"

➤"应该在患者相对健康时讨论其临终抢救意愿，这样的讨论更有意义。"

➤"肺炎患者 X 线胸片的渗出影常需要4~6 周才能吸收干净，所以你最好把患者的 X 线随诊检查安排到4~6 周后。"

这些例子的特点是告诉学生一些可应用于类似病例的"通用原则"，它们短小精炼。也可以让学生自己去探寻这些原则背后的科学基础，作为他们自学的作业。

通用原则教学不推荐的例子

➤"史密斯先生不需要做腰部 X 线检查。"

➤"我们今天为什么不和琼斯女士讨论一下她的抢救意愿呢？"

➤"把多伊先生的胸部 X 线复查安排在本月底。"

➤"我经常联合使用两种抗生素治疗肺炎，因为这样效果会更好。"

➤"我从来不同时给人注射流感和肺炎疫苗，因为这有可能会导致患者生病。"

这些例子都是针对某个个体强调了一些未经论证的问题，并未能提出某一个通用原则。这样的问题通常需要资深的医生来发现并纠正之。

反复强调正确的做法

这有时也被称为"把握住学生表现优秀的时候"。当学生表现良好时，应给予他们积极且具体的正面反馈（关于反馈的技巧参见第八章），向其强调哪些做法是正确的。有时学生虽然表现良好，但自己并没有意识到，因此也不知道哪些行为应该保持下去。积极的正面反馈有助于促进自尊和建立自信，并有可能提高学生对需改正建议的意识。积极的正面反馈不等同于一般的赞扬（如"刚才你处理得很好"），有效的反馈应该明确值得表扬的具体行为以及该行为可能的结果和保持的依据。例如，"你和那位患者的共情做得非常好，因此她给你提供了重要的病史信息"。框表 5-5 列举了这方面值得推荐和不推荐的说法。

框 5-5.

在强调正确做法方面值得推荐的例子

➢"你能逐步地评估患者，并在给予建议时以患者为先考虑。因此，她会对我们的建议有更好的依从性。"

➢"你在诊断中注意了药物的不良反应，非常好。这能帮助我们避免非必要的检查。"

这些例子的特点是：对某一具体行为提出表扬并说明该行为可能带来的好处。

在强调正确做法方面不值得推荐的例子

➢"很棒的工作！"

➢"刚才的病例你做得非常好。"

没有针对性的一般性赞扬可能会有帮助，但对于学生来说得不到有效的反馈，因为学生不知道哪些方面做得好、为什么好、或如何去重复之。

纠正错误

学生会犯错误。当他们犯错误时，需要提供改正反馈。只有极少数学生是故意犯错，绝大部分错误持续存在的原因是缺乏有效的反馈。为了让反馈有效，你要选择合适的时间和地点对学生提出批评意见。先让学生回顾他们自己的行为会有帮助。大部分学生会对他们的缺点有深刻的认识，对自己的要求也比老师更苛刻。针对学生对自己的评价进行密切观察，把观察到的错误表现告诉学生时要注意措辞，尽量用"不是最好"，而不用"差"或者"错误的"。然后要提供改进的指导建议，例如，"下次再出现类似情况的话，你试着这么做……可能更好"，或者再给他们一个机会去练习。框 5-6 列举了这方面值得推荐和不推荐的说法。

框 5-6.

对纠正错误值得推荐的说法

> "我同意 Goodpasture 综合征是可能的诊断，但缺乏其他证据。根据疾病的患病率来看，还是细菌性鼻窦炎的可能性更大。下一次，应该先考虑常见病。"

> "你的诊断是正确的，但她负担不起你推荐的药物。以后在给患者用药时要考虑到患者的经济状况。"

这些例子的特点是，指出某一特定的行为或举措需要纠正，并告知以后如何去改正。

对纠正错误不值得推荐的说法

> "我不能相信，你已经是一名四年级的学生了，居然只知道这么一点。"

> "你真的开了那个医嘱？"

这种表达方式立意模糊且有指责的意味，也没有给出任何关于如何改进的建议，应该避免（第 8 章有更多关于反馈的信息）

我为何要使用小技巧模式

这种模式教师和学生都很喜欢，因为它不再特别强调传授"新知识"的效果，而是展现日常处理患者的技巧。

这种教学模式在学习班上花不到一个小时就能轻松掌握，它能够提高学生对教学的评价[5]。小技巧模式是一种非常有效的教学模式，帮助你做出正确的判断，在评定学生的表现时能有把握[6,7]。这种方法常用于某种疾病的诊断、鉴别诊断、检查和疾病表现的教学。使用小技巧模式会让教师掌握更多的反馈技巧，给学生更多有针对性的反馈[7]。最后，经过小技巧模式训练的教师能够花更多的时间去聆听学生的表达，去理解学生的思考过程，而不是花时间仅从学生那里得到数据[5]。框 5-7 列出了通过使用小技巧模式能获得的效果。

框 5-7. 教师通过小技巧模式能获得哪些效果

> 通过提问问题对患者进行诊断
> 通过让学生做决定和探究证据对学生进行评析
> 通过提供通用原则和反馈来进行教学

框 5-1 中列出的前两种小技巧通过让学生做决定和探究支持证据来分析学生的知识和推理能力。后三种小技巧，可以根据学生的需求给出个体化的教学（例如，通过通用原则教学，强调正确的做法，和纠正错误）。

❖ "Aunt Minnie" 模式

传统以病例为基础的学习包括三个基本步骤：学生收集患者信息；学生向你汇报病例；你和学生通过一系列的提问和回答，进行诊断与鉴别诊断并制定诊疗计划。坎宁安（Cunningham）及其同事[11]根据模式识别理论创建了一种能够替代以上传统模式的快速方法，称之为"Aunt Minnie"模式（关于教学中"Aunt Minnie"模式的总结，参见附录 B）。"Aunt Minnie"这个名称是由萨基特（Sackett）及其同事[12]提出来的，主要描述的是一种模式识别过程，如果一个人的穿着和走路姿势像 Aunt Minnie，即使你没能看见她的脸，她可能就是 Aunt Minnie[12]。当时间较短且病例较简单时，这种模式识别的方法尤其有效。学生收集完患者信息后，你只要求他/她报告主诉和最有可能的诊断。典型情况下学生会向你汇报正确诊断，你能快速给予肯定。当学生犯错时，你则提供一个简短且有针对性的反馈纠正其错误。这种方式对于常见问题的教学效果很好，能高效率地展示更多问题增加学生的临床经验。

通过这种练习，学生能够快速形成诊断，并在心中总结诊断支持的证据[11]。有效运用这种教学模式会让教学的重点从详细的病史汇报和体格查体转向如何解决问题，教学的效率会更高[13]。

有些教育者担心在这种教学模式下，医学生和住院医不能学会如何去完整地采集病史和查体，不全面分析病例而"草率判断"。萨基特（Sackett）等[12]给出了他们的解释："我们应该先教会学生进行完整的病史采集和查体，然后再教会他们不再使用它们。"模式识别才是有经验的医生在评估常见问题时常用的策略。当然如果这种教学方法不成功，你可以随时从头开始，进行问诊，向学生展示如何通过适当有针对性的查体来追查新的线索。学生能学习到在处理患者时，如何将详细的问诊和有针对性的体检很好地结合在一起。

"Aunt Minnie" 模式另一个优点是能够向学生提供快速而有针对性的反馈，例如，"你说得很对，这个患者是急性中耳炎"，或"你错了，患者的鼓膜是正常的，但外耳道红肿，这可能是外耳炎。趁着患者没离开你再回去重新检查一下"。框 5-8 列出了适合"Aunt Minnie 模式"的情况。

通过更多的练习，学生能够区分哪些是"Aunt Minnie"病例，哪些病例则需要更加详细的汇报和讨论。

框 5-8. 适合"Aunt Minnie 模式"的情况

➢ 临床问题简单直接。

➢ 教师必须看过患者。

➢ 教师必须知道诊断；如果教师对诊断不确定，他或她愿意承认这一点。

❖ 示范解决问题的过程

另一种以病例为基础的教学形式是示范解决问题的过程，在学生面前"大声说出自己的思考过程"。当病例对学生来说过于复杂或教学时间紧张时，特别适合使用这种方法[3,4]。例如：①回顾直觉的诊断及每个诊断的支持点和不支持点；②展示诊断和治疗决策的思路。你可以在进入诊室前和学生讨论，也可以在患者面前进行。多数患者愿意听到教师与学生讨论自己的病例，因为这样可以提高他们对自身疾病的认识（详见第六章"诊室中的病例汇报"）。

这虽然是一种被动的学习模式，但也很有价值，能展示一个专业的临床医生如何总结数据，根据疾病可能性进行鉴别诊断，同时安排诊疗计划。在某种意义上，当你使用小技巧模式时，你是在让学生自己去做。当你示范解决问题的过程时，你也可以按照小技巧模式口头展示从病史和查体中获得有用的数据做出临床决策，同时你可能还会有时间来教学一个通用原则。

❖ 一分钟观察

这是由法伦切克（Ferenchick）等提出的一种以病例为基础的教学方法[14]。它描述了当学生在进行某一特定临床技能，如采集部分病史或进行部分查体时，如何对其进行简短的观察。通过多次使用"一分钟观察"，你可以观察到学生采集病史和查体的整个过程（关于一分钟观察的总结，详见附录 B）。这个过程能让你通过直接观察得到关于学生表现的第一手信息，而不需要使用大量的时间。成功使用这个方法的步骤包括：

- 向学生解释观察的目的
- 解释观察如何进行
- 选择一种技能进行观察
- 向患者告知你的计划和目的
- 在一个简短的时间内进行观察，不打断学生的操作过程
- 离开诊室，让学生看完患者之后去找你
- 提供即刻的反馈
- 通过从学生那里观察到的信息来安排你的教学计划
- 重复以上过程，观察学生的其他技能

各个层次的学生都欢迎反馈，亲自观察学生的临床技能意味着反馈是基于第一手资料的，这样的反馈能很好地被学生接受。针对学生的病史采集和查体教师要注意观察什么？一些教师整理出了一个清单（详见附录 A 中的反馈注意事项）。一次"一分钟观察"不可能观察到清单上的所有项目，多次应用清单上的各项都会观察到（每次可以在清单旁做出标记，为日后提供反馈作参考）。

与一分钟观察密切相关的是"小目标"模式，这是由本书作者之一（Dawn E. DeWitt）和华盛顿大学的道格·波（Doug Paauw）提出的。在该模式中，你把学生的某一具体学习任务集中几天或几周进行。例如，"今天我们着重病史采集技巧。你进行问诊时，我会观察一到两位患者并向你提供反馈"。然后你将会观察学生完成上述任务并提供有针对性的指导意见。在接下来的教学环节中，你们俩将一起学习其他的技能，例如查体、患者宣教、"结束"访视。这种技巧倾

向于集中教学，增加特定的反馈，并促使学生掌握某一特定的工作或技能。也可以和"榜样示范"相结合，先由教师对新技能进行示范演示，然后让学生在下一个新患者身上进行练习。

❖ 以学生为中心的教学

与以患者为中心的诊疗类似，以学生为中心的教学首先需要和学生互动，了解他们的学习需求。这个过程可以尽可能减少教师传授的知识与学生想知道的知识之间的差异[15]。以学生为中心的教学所使用的技巧与小技巧模式是一样的，但它是以学生提出自己感兴趣的问题开始的。在以患者为中心的诊疗中，开始通常让患者提出自己的问题和自己对问题的看法；以学生为中心的教学与此相似，开始时也应该让学生先确定学习问题及自己的学习需求。这种方法会有助于你评估学生的理解程度，从而更有针对性地教学（关于以学生为中心的教学总结，见附录 B）。

华盛顿大学的平斯基（Pinsky）设计了一种行之有效的以学生为中心的教学模式[16]。使用这种模式后，学生反馈这种模式能帮助他们整理思路，减少教与学之间的不协调；而教师反馈能更好地理解学生的需求。在学生汇报病例时，平斯基模式是以学生提出自己的问题开始的，具体见框 5-9。

框 5-9. 以学生为中心的教学

明确问题

➢ 学生首先需要汇报患者资料、就诊状况（初诊或复诊）、和患者主要关心的问题。在这个基础上，学生根据患者的具体情况提出自己的学习需求，可用以下句式表达"我的问题是（例如）……这位类风湿关节炎患者的最佳药物治疗是什么……"

信息

➢ 然后学生向教师汇报对于患者治疗有用的临床信息，如简要的病史、体格检查的相关结果、最有可能的诊断和初步的计划。

问题

➢ 最后，学生结合临床知识、技能、及临床思维过程提出自己的看法及疑问。例如，"这位患者对上述我列出的药物治疗反应都不好，那么依那西普对他会是一个好的选择吗？"

在病例汇报的开始和结束，学生均会向教师提出问题。学生开始提出的问题会引导教师的教学，当学生向教师提供进一步患者信息后，要再次更详细地重申一下自己的问题。要教会学生在汇报病例时学会阐述自己的问题。例如，学生在诊室内或诊室外报告："新来的史密斯女士是一位 1 型糖尿病患者，关于她的胰岛素治疗我有一个问题。"然后在汇报结束时提问："我的问题是，她需要使用胰岛素泵来进行强化胰岛素治疗吗？"学生能提出这个复杂的问题说明他的水平显然比只会问"血糖大于 300 正常吗？"的学生要高很多，这两个学生对教学的需求显然也是不同的，学生的问题能帮助你决定后续的教学方式。如果你不同意学生的观点，这项技巧也能为你提供下一步讨论的切入点。例如，你可以说："我理解你想讨论关于胰岛素泵的使用，但我们首先得弄清楚患者的血糖为什么这么高。"这个方法是从经验丰富的医生与患者讨论就诊问题的技巧中模仿过来的。

由学生"提前"确定需要学习的问题是一种更加积极的方式，让学习更有效率。但是，除非有人提醒，学生常不能坚持下来。为了使之更加有效，学生需要学习如何在开始汇报时组织他们的问题，而当他们做得正确时，教师要及时给予积极的反馈。学生可讨论的问题范围很广，不仅包括知识方面（如"贾第鞭毛虫引起的腹泻如何治疗？"）；还可包括制度方面（如"我怎么预约神经传导检查？"）或时间管理方面（如"我在那位患者身上花了 30 分钟仍未完全弄清楚他的问题。我怎么才能做得更好？"）。你要在后续的讨论中回答这些问题或引导学生自己去寻找问题的答案。以学生为中心的教学除了可以和之前所描述的小技巧模式相结合外，也能和接下来所讨论的 SNAPPS 模式相结合。

❖ 以学生为中心教学的 SNAPPS 模式

SNAPPS 模式是由凯斯西储大学提出的另一种以学生为中心的门诊教学模式。SNAPPS 是六个步骤的英文首字母缩写，是一种教师引导学生学习的过程。

- 简单总结患者的病史和查体结果（Summarize）
- 将鉴别诊断范围缩小到两到三种可能（Narrow）

- 通过比较和对照可能性来分析鉴别诊断（Analyze）
- 通过提问与教师探讨不确定之处、难点或其他方面（Probe）
- 提出诊疗计划（Plan）
- 选择一个与病例相关的问题进行自习（Select）

在 SNAPPS 法中，学生通过这种方法帮助自己组织病例，帮助教师确定其学习阶段（关于 SNAPPS 模式的总结，请见附录 B）。这些阶段中学生是主导，当然刚开始的时候需要教师给予支持和指导。学生的初步反馈是积极的，他们发现 SNAPPS 模式直观容易掌握，在其中自己能扮演积极的学习角色，决定自己的学习需求，也有机会对具体、自我引导的学习话题向教师提问并进一步探讨。教师也喜欢使用 SNAPPS 模式，因为他们不需要设计教学点，感觉更轻松。

简单总结患者的病史和查体结果

学生首先询问病史，然后进行重点查体，最后向教师进行简单的总结汇报。总结汇报病例的时间最好不超过此病例学习时间的 50%，一般来说限制在三分钟或更少的时间。如果需要更多的信息，可在后续由教师直接提问获得。

将鉴别诊断范围缩小到两到三种可能

该步骤与小技巧模式中的"让学生做决定"类似。对于一个新患者，学生提出两到三种最有可能的诊断。对于慢性疾病患者的病情加重，学生则需重点明确疾病在治疗过程中加重的原因。对于健康咨询患者，学生需强调疾病筛查或预防措施。

通过比较和对照可能性来分析鉴别诊断

学生通过病史及查体所获得的信息来支持或推翻他们的鉴别诊断。有些学生会把这一步与第一步相结合，依次确定和分析每条鉴别诊断项目。

通过提问与教师探讨关于不确定之处、难点或其他方面

该步骤是以学生为中心的教学所特有的。学生引导病例讨论，他

们通过向教师提问来改正自己的知识缺陷或弄清混淆的概念，而不是传统的教师提问学生。在此时，教师更像一个专科会诊医生。比如学生可以问，"糖尿病患者的血压控制目标是多少?"、"社区获得性MRSA 感染的危险因素有哪些?"、"您是如何听诊心包摩擦音的?"，问题的特点和复杂程度能反映学生的思考过程和知识水平。

提出诊疗计划

学生可以尝试自己提出诊疗计划。如果需要的话，教师可以对学生的诊疗计划进行修改并给予解释。

选择一个与病例相关的问题进行自习

学生和教师一起看过患者完成讨论后，要确定一个学习问题，并尽早对相关问题进行后续学习和阅读。我们鼓励学生通过索引卡片或者个人电子设备进行记录，（教师也是如此)，以便随时帮助学生后续的学习。

❖ 反省

在以病例为基础的教学中，反省是一种非常有用但却很少有人使用的方法。反省将教学的重点从病例的临床事实方面转向对于学生的职业精神培养更深入更有意义的讨论之中。将反省成功应用于临床教学的三个关键点是：成为学生的好榜样；赢得学生的信任；掌握一定的反省技巧。作为学生的优秀榜样要对医学、患者及教学充满热情。他们临床经验丰富，掌握足够的知识，并且关注患者诊治过程中的心理和社会问题。优秀的教师通过展示他们杰出的临床技能和对学生及患者的关心和支持来获得学生的信任。进行反省的关键在于要发现"教学时刻"，愿意就相对沉重的情感问题进行深入挖掘。

好的教学方法取决于教师能否了解学生的想法和情感，并能用合适的方式表达出来[18]。例如"你那样做的意义是什么?"或"你好像很关心最后一位患者"。重复学生的表述，并鼓励其进行更深入的讨论也是一种很好的方法。例如"你从中学到的东西很重要"。其实仅仅提出值得反省的问题，并不刻意鼓励学生进行评论或表达情感，往往也很有效。比如"你认为这位患者教会了我们什么？"，这就是一个由教师提出的值得反省的问题。这方面的专家会鼓励学生在道德、伦理和职业精神方面进行更深入复杂的讨论。

反省的最大障碍在于我们不习惯于他人讨论情感、人际关系、职业精神等话题。但在临床教学中如果缺乏深入的反省教育也说明教育仍存在缺陷[19]。

❖ 以病例为基础的教学易犯的错误

在以病例为基础的教学过程中，常易出现一些会降低教学效率的错误，这些包括：

- 从学生手中接管病例
- 提问过多问题
- 没有给学生充足的"等候时间"
- 不适当的讲课
- 问一些已有"预先设定好答案"的问题
- 逼迫学生回答超出他们的能力范围的问题
- 未能给予反馈

从学生手中接管病例

从学生手中接管病例是在以病例为基础的教学过程中最常见的教学错误。比如某一个小技巧问题学生没有给出正确答案时（例如，"你认为这是怎么回事？"），教师并没有进一步去探讨学生知道哪些、学生在诊断推理过程中的哪个具体环节出了问题，而是直接自己接管了病例，告诉学生诊断结果、应该约哪些检查、开哪些药、下一步的计划等。在这种情况下，学生最多成为一名抄写员，按教师的要求书写病例，甚至就是一名被动的旁观者，在疾病的诊治过程中不参与也没有学习的机会。而这种错误的结局之一就是不能根据面对面的表现来评判学生。这种现象出现的原因是我们没有建立一种宽松的环境，让学生能够自由表达他们自己的观点，相反他们因为害怕错误而去猜测你想听到什么，这会成为你客观评判学生知识或思维能力的明显障碍。

提问过多

教师提问过多的教学会让学生感觉疲惫，这是以教师为中心而不是以学生为中心的教学。提问过多问题常说明教师下意识地想展示更多的知识，或逃避回答学生的问题。教学结束后，教师要反思谁是本次教学或讨论活动的主导者，本次活动是否受到学生欢迎。

没有给学生充足的"等候时间"

与直接从学生手中接管病例类似的问题是教师在问完学生问题后不给学生足够的"等候时间"。医生常会有这样的倾向，无论是面对患者还是面对学生，如提出问题的答案还没有被立刻回答出来，他们就直接说出答案或问下一个问题。这种缺乏耐心的表现会打击学生尝试回答问题的努力。好老师会给学生更多的时间去思考问题去阐述他们的答案。如果教师自己回答自己的问题，学生会认为教师并不是真得期望他们来回答问题，从而也不会去努力思考。另外，学生从耐心等待他们答案的老师那里感受到，老师期待的不仅仅是答案本身，即使答案是错误的，而是这个思考的过程，因为这才是学习的重要组成部分。

不适当的讲课

基于病例的教学另一个常见问题是进行不适当的讲课，导致学生不能自己去获取信息，从而不能获得更好的教学效果。就像在小技巧模式中所提到的那样，教学是可以从一点一滴做起的。这种"点滴"包括教会学生某一通用原则并与眼前的实际情况联系起来。例如，"对于大多数主诉背痛既往健康的年轻人，X 线检查并不是最符合成本效益的检查。因此，我们不会给史密斯先生预约这项检查，他不属于能从 X 线中获益的人群"。随后我们可以引导学生去寻找支持这个原则的证据，完成相关资料的阅读。不建议你用小讲课的方式把证据告诉学生。

问一些已有"预设答案"的问题

在小技巧章节我们已提到过，教师要学会不问那些已经有"预设答案"的问题，这样会直接向学生提示正确答案，从而阻碍学生的思考过程。例如，你问学生"你认为诊断是什么？可能是胃炎吗"？这个问题答案如此明显，学生根本不需要去解决问题和分析数据，你也无法从中评价学生的知识和解决问题的能力。

逼迫学生回答超出他们的能力范围的问题

以病例为基础的教学的另一个常见问题是逼迫学生回答超出他们的能力范围的问题。这常常发生在讨论病例时，教师提出的问题和回答的内容超出了学生的理解能力。比如，在学生尚未学习糖尿病肾病时，问他们在糖尿病高血压患者中使用血管紧张素转换酶抑制剂的优点显然超出了学生的能力范围。了解问题是否超出了学生的能力，关键是观察他们对问题的反应。对问题毫无反应、面无表情或没有进一步的提问，这些都是无法理解问题的典型表现。在这个时候，最佳的方案是通过使用探讨性的问题来评估学生的程度。不要问那些简单地用"是"或"否"就能回答的问题（例如，"你知道糖尿病肾病吗？"），要问那些需要学生去解释或者总结信息的问题（例如，"糖尿病对肾脏有什么影响？"）。

下面是一些帮助评估学生知识掌握程度的探讨性问题：

- "长期高血糖和肾功能的关系是什么？"
- "相应的机制是什么？"
- "如何能预防这种情况？"

未能给予反馈

正确和积极的反馈能够改变行为方式，但在临床教学中却很少使用（详见第八章"学生反馈和评估"）。应尽可能利用能进行反馈的合适时机。例如，学生与患者进行了相互共情的谈话，学生进行了准备充分的病例汇报，学生对有文化差异的患者进行宣教，学生在临床实践过程中吸取了之前的反馈意见，学生进行了独立阅读等等。这些都是进行反馈的好时机。有反馈总比没有好，但也要注意不要滥用。

以下是一些简短的、积极的反馈实例，这些能鼓励学生坚持教师所期望的行为：

- "我喜欢你刚才让患者放心的方式。她的焦虑减轻了，能集中精力于你的指点上。"
- "你的病例汇报非常出色，简洁但包含了所有相关的信息。"
- "我发现你记住了如何听诊第三心音，这会帮助你诊断心衰。"

❖ 结束诊治

除了使用上述的教学方法，在结束诊治的时候应该花些时间和学生回顾总结本次接诊经过，明确下一步的任务和职责。包括下列内容：

- 安排患者随访、会诊、影像和实验室检查
- 执行预防接种和其他健康管理和筛查工作
- 患者宣教
- 书写或口述病历
- 更新患者的"问题清单"、"药物清单"和"健康管理/筛查表"
- 查找病历里缺失的数据（例如，实验室检查结果、会诊结果、之前的病历等）
- 列出下一步"需要做的"事情（例如，对患者进行电话随访）
- 如果需要的话，安排学生的自学任务

你可以将学生看过的患者做一记录，提醒你与学生一起去随访一些事情，例如实验室检查结果、会诊情况和治疗的结果等。可以把这个记录的复印件和工作计划放在一起，并作为你和学生的患者日志保存起来。随着时间的进行，这个信息还会有助于你根据学生所看患者的数量和患者医学及社会学方面的分布情况，来判断学生的经验是否足够。在学生轮转结束后的评估时，这还会提醒你学生工作表现好的地方及其他情况。

（周佳鑫译　黄晓明校）

参 考 文 献

1. **Neher JO, Gordon KC, Meyer B, Stevens N.** A five-step "microskills" model of clinical teaching. J Am Board Fam Prac. 1992;5:419-24.
2. **Whitman NA, Schwenk TL.** Preceptors as Teachers. Salt Lake City, UT: University of Utah School of Medicine; 1984.
3. **Loftus TH, McLeod PJ, Snell LS.** Faculty perceptions of effective ambulatory care teaching. J Gen Intern Med. 1993;8:575-7.
4. **McGee SR, Irby DM.** Teaching in the outpatient clinic: practical tips. J Gen Intern Med. 1997;12(Suppl):S34-40.
5. **Furney SL, Orsini AN, Orsetti KE, et al.** Teaching the one-minute preceptor. A randomized controlled trial. J Gen Intern Med. 2001;16:620-4.
6. **Aagaard E, Teherani A, Irby DM.** Effectiveness of the one-minute preceptor model for diagnosing the patient and the learner: proof of concept. Acad Med. 2004;79:42-9.
7. **Salerno SM, O'Malley PG, Pangaro LN, et al.** Faculty development seminars based on the one-minute preceptor improve feedback in the ambulatory setting. J Gen Intern Med. 2002;17:779-87.
8. **Irby DM, Aagaard E, Teherani A.** Teaching points identified by preceptors observing one-minute preceptor and traditional preceptor encounters. Acad Med. 2004;79:50-5.
9. **Wilkerson L, Armstrong E, Lesky L.** Faculty development for ambulatory teaching. J Gen Intern Med. 1990;5(Suppl):S44-53.
10. **Skeff KM.** Enhancing teaching effectiveness and vitality in the ambulatory setting. J Gen Intern Med. 1988;3(Suppl):S26-33.
11. **Cunningham AS, Blatt SD, Fuller PG, Weinberger HL.** The art of precepting: Socrates or Aunt Minnie? Arch Pediatr Adolesc Med. 1999;153:114-6.
12. **Sackett DL, Haynes RB, Tugwell P.** Clinical Epidemiology: A Basic Science for Clinical Medicine, 1st ed. Boston: Little, Brown; 1985.
13. **Heidenreich C, Lye P, Simpson D, Lourich M.** The search for effective and efficient ambulatory teaching methods through the literature. Pediatrics. 2000;105:231-7.
14. **Ferenchick G, Simpson D, Blackman J, et al.** Strategies for efficient and effective teaching in the ambulatory care setting. Acad Med. 1997;72:277-80.
15. **Laidley TL, Braddock CH, Fihn SD.** Did I answer your question? Attending physicians' recognition of residents' perceived learning needs in ambulatory settings. J Gen Intern Med. 2000;15:46-50.
16. **Pinsky L.** 'My question is...'—learner-centered precepting. Med Educ. 2003;37:486-7.
17. **Wolpaw TM, Wolpaw DR, Papp KK.** SNAPPS: a learner-centered model for outpatient education. Acad Med. 2003;78:893-8.
18. **Branch WT Jr, Paranjape A.** Feedback and reflection: teaching methods for clinical settings. Acad Med. 2002;77:1185-8.
19. **Coulehan J, Williams PC.** Vanquishing virtue: the impact of medical education. Acad Med. 2001;76:598-605.

第 6 章

提高教学效率的方法

本章介绍了几种方法能提高门诊教学的效率，减少因教学损失的时间，这些方法分别为：

- 集中主题的门诊单元
- 在诊室汇报病例
- 合作查体
- 积极观察
- 双轨式教学
- 基于医疗服务的教学
- 实时学习
- 自我引导（独立）的学习

❖ 集中主题的门诊单元

集中主题的门诊单元是由俄亥俄医学院的泰勒（Taylor）等所提出的一种有效的教学方法[1]。这种方法尤其适用于临床经验不丰富的学生。在门诊前一天或门诊开始前，你和学生首先一起查看本单元患者就诊列表，利用这个机会了解每位患者的就诊原因。然后你可以根据患者情况和学生选取一个当天门诊的"教学问题"，并针对这个问题挑选几个合适的患者。患者列表则改编成了当天的学习"目录"。教学问题可以是基于疾病的（如糖尿病），也可以是某一项操作技术（如测量血压），还可以与问诊与查体有关（如采集性生活史或肝脏触诊）。在看患者之前给学生学习的时间，复习患者的病历或阅读与本次教学问题相关的资料，为接触患者做好准备，同时你可以在其他诊室进行正常门诊医疗活动。这种有具体目标和任务的准备和反思活动能让学生觉得门诊的"停工时间"很有意义，减少学生的抱怨。

这种给门诊单元确定教学主题的模式经过前人的实践得到的经验是正面的[1]。第一年医学生表示这种组织方式非常有帮助，教师也发现它的可操作性强。教师评论这种方法能帮助他们理解"学生从哪里来"，还能提高他们作为教师的自信心。

❖ 在诊室汇报病例

传统的门诊教学模式是，学生在诊室外面向教师汇报他们的问诊及查体发现，然后教师再返回诊室确认学生采集的病史和查体结果，为患者制定下一步诊疗计划。如果让学生在诊室内在患者面前汇报病例能节约时间，但考虑到患者的接受度，教师并未广泛接受这项方法。然而，无论在病房还是门诊，相关研究均表明患者实际上同意并喜欢住院医生或医学生在他们面前汇报病例。患者汇报说，当"床旁"汇报病历时（对于门诊则是在诊室内部），医生会花更多时间与患者在一起，同时能对患者的问题做出更好的解答。所以学生的汇报并未引起患者担心，反而让患者对整个诊疗过程感到满意[2-5]。在这种情况下，医学生也是提高患者满意度的重要组成部分[5]。然而，很重要的一点是，对于一些敏感问题或者严重的诊断需要谨慎处理，要告诉学生在汇报前让你知道这些问题，并需要提醒学生注意措辞。

在进行诊室内汇报病例时，要事先让患者知道我们的想法[6]。比如，可以说："如果合适的话，我希望我的学生/住院医向我汇报你们之间谈话内容，这个过程我不会打断。结束汇报后，我会问您是否有遗漏或需要您补充的地方，然后我们会讨论下一步做什么。"以上陈述非常重要。首先，它征得患者的同意，提出不被打断的期望，并告诉患者他们会有机会补充信息或表明意见。你也可以同意患者在听不懂的时候打断你，比如对患者说："医生习惯彼此用医学词汇进行沟通，但在患者面前这并不是好习惯，我们并不是故意将您排除在谈话之外。"你的这番话既能消除患者的疑虑，又能同时提醒学生不要使用专业术语。

尽管这种方法患者的接受程度高，也很节约时间，但并不是所有的学生都喜欢在诊室内汇报病例，他们常常会感到不舒服[3,4]，此时需要让他们了解这种方法的价值。有意思的是，与不经常在诊室内汇报病例的学生相比，始终被要求在诊室内汇报病例的学生更喜欢这种方式，这也说明了反复使用该方法能够减少学生的顾虑[5]。诊室内汇报病例的优点总结如下：

- 节约时间
- 与"拉家常"相比，患者觉得在诊室内汇报病例更能获得彼此信任
- 患者不再独自等待医生（学生向教师汇报病例时）
- 患者更喜欢听到关于自己的讨论内容
- 学生会倾向于更加简洁的汇报病例
- 患者能够核实信息
- 患者能够纠正错误的信息
- 增加了教师与患者"面对面"的时间
- 从学生的汇报中，教师立刻能采集到更多信息
- 患者感觉到自己是整个过程中的组成部分
- 由于医疗服务收费是由医生个人执行的，这能让医生更好地遵守卫生保健筹资管理署（Health Care Financing Administration，HCFA）的规章制度

尽管绝大部分患者和教师均喜欢在诊室内汇报，但并不是所有的医生和医学生之间的讨论都适合在患者面前进行。当分析学生的思路或讨论鉴别诊断时，更适合进行私下的讨论，尤其是讨论可能会带有一些情感上的问题。对于病理生理机制或文献中争议部分的讨论也最好放在诊室外面进行。

尽管床旁汇报病例在教学方面的价值和有效性是明确的，有些学生仍会抗拒这种方式。在这种情况下，我们还是建议你鼓励学生在诊室内汇报，因为这是一个非常好的示范临床技巧的机会，也能让患者参与到临床决策过程中来。这也会是你展示共情、怜悯、关怀以及问诊技巧和正确重点查体的最佳机会。如果你认为这种方式对你有效，那就创造条件使之成为可能。

❖ 合作查体

合作查体指的是学生和教师同时去看患者。当与学生一起工作时，这是最节约时间的方法。学生首先去采集病史，你在一旁观察。我们要给学生一个时限来完成他们的工作。当学生采集完病史后，你可以再询问你关心的问题，此时学生则在旁边观察。然后，学生在你的观察下负责某一部分的查体，之后你要重复这部分查体来确定有意义的发现。这既能节省时间还能评价学生的专业水平。合作查体也是教师示范临床技能的好机会。最后，同时与在诊室内汇报病例相似的是，这能让医生更好地依从 HCFA 对于医疗服务收费的调控。

❖ 主动观察

如果时间有限或者问题对学生而言过于复杂时，主动观察无论对于医学生还是和住院医生而言都是一项有用的技术（关于主动观察的总结，请见附录 B）。在主动观察中，当教师实施某项临床技能（如沟通、访谈、查体或临床操作）时，学生在一旁观察。

主动观察不等于被动跟随

必须注意的是，积极观察和学生被动跟随不同。教师通过"指导"学生，可以将观察变为一个积极的学习过程，例如描述下一步会发生什么、为什么、需要寻找什么。学生观察后要给他们机会描述看到了什么，并进一步对刚刚学习的知识进行实践。为了使积极观察更加有效，需做好以下方面：

● 告知学生观察的基本理由。例如："这位患者非常不友善，我希望你注意看我如何处理这种情况。"

● 告诉学生观察什么。例如："注意我是如何通过分类和认同他的情感来分散他愤怒的情绪。"

● 在教学结束后，给学生机会回顾他们学到的内容。例如："告诉我，当我在接诊那位患者时，你看到了什么。"

学生在练习所学内容时，教师应该在旁边观察，同时对他或她的表现给予反馈。在一项关于学生的研究中，70%学生反映在他们的门诊轮转中，主动观察是最重要的学习行为[7]。表 6-1 总结了主动观察的关键内容。

框 6-1. 主动观察中的关键内容

➤ 描述观察的基本理由（"你应该观察我做这个，因为……"）

➤ 陈述学生应该观察什么（"看我如何……"）

➤ 复习观察到的内容（"在刚才的过程中，你看到了什么？"）

➤ 给学生一个实践的机会（"当你看下一位患者的时候，我希望你……"）

❖ 双轨式教学

双轨式教学是经验丰富的教师经常采用的提高教学效率的方法[8]。双规式教学指的是在教学或者评估学生的同时进行患者健康教育。这种方案有多种形式。第一种形式，你承担教育者的角色，直接告诉学生或患者简短的相关信息。这种形式的本质是学生和患者一起接受信息并一起受益。第二种形式，学生扮演了教育者的角色，而你则在一旁观察，学生完成后你需要在诊室外面对他的完成情况进行反馈。如果学生之前看过你向患者进行健康教育，第二种方式会更有效。你可以评价学生对内容的掌握程度、沟通技巧和人际关系。一旦学生能够熟练掌握，他们就能够独立向患者传递健康教育信息，从而将你和诊室工作人员解放出来从事其他工作（请见下一节"基于医疗服务的教育"）。

❖ 基于医疗服务的教育

基于医疗服务的教学对于学生而言非常有效。这种教学包括了解诊所工作人员的具体工作安装，然后培训学生去完成这些工作[9]。当然，这并不可能替代门诊临床教学，但可以作为门诊教学的补充。对于学生而言，这种方法的优势是：①通过工作了解门诊有效运转的流程；②让学生对团队工作有所贡献，真正融入团队。对于诊室而言，这种方法的优势就更显而易见了。例如，学生的工作能把工作人员"解放"出来，去完成其他工作。以下列举了一些在门诊能让学生去完成的工作：

- 对患者开展咨询和教育
- 糖尿病足检查（使用规范模板）
- 追查实验室或影像学检查结果
- 打患者随访电话
- 电话分诊
- 填写实验室、影像学以及会诊申请单
- 注射疫苗
- 带领患者去检查室，记录就诊原因和生命体征
- 心电图以及其他一些简单的实验室检查
- 质控文书工作
- 使用数据库（例如 PubMed）回答临床问题

基于医疗服务的教学的主要理念不是利用学生的工作来降低门诊的开支，而是向学生展示门诊运行的各个工作环节、人力和时间成本。有些工作可能只需要一两个小时就能完成（如填写或检索病历），而有些工作则需要专注数小时才能让学生认识到工作的复杂性重要性（如电话分诊）。当然在任何情况下，基于医疗服务的教学都只能作为临床教学和基于患者的学习的一种补充，不能取而代之。

❖ 实时学习

在接诊患者的过程中间，你可以迅速回顾一下刚才所看患者的相关教学内容[10]。如果你已使用了小技巧或者其他以学生为中心的教学模式，你可能已经为学生确定了适合练习循证医学技巧的学习方向。让学生形成一个临床问题，如果时间允许，让他用你最喜欢的循证信息工具［如 POEMs、全科和内科学的循证医学（Evidence-Based Medicine for Primary Care and Internal Medicine）、ACP 内科医师信息和教学资源（ACP Physician Information and Education Resource）、美国内科医师学会杂志俱乐部（the ACP Journal Club）、或 Cochrane 图书馆（Cochrane Library）］来寻找答案。你可以让学生在你单独看下一位

患者时进行上述工作，正好可以让你有时间赶上因教学落后的工作进度。在与尚无经验的学生一起工作时，这种"赶进度"的方式尤为有效。这种方法对学生同样有价值，因为循证医学与临床实践的结合也是学生认为的与有效教学密切相关三种重要因素之一[11]。

❖ 自学/独立学习

在门诊休息时间（如午饭时间或每天工作结束时）问学生一些问题，可以敦促他们进行思考并促使他们自学[12-14]［关于自我引导（独立学习）的总结，请见附录 B］。这类问题举例如下：

- 关于今天你看的患者，你有什么问题吗？
- 你今天学到了什么？
- 你认为今天最重要的事情是什么？
- 哪个问题你想更深入了解一些？
- 你今天有什么困惑吗？
- 你今天有什么进步？

你可以以自己为例告诉学生你今天学到了什么、产生了什么问题、你打算如何去解决。通过这种示范行为告诉学生这种方法在继续教育中的重要性。你也可以利用这个时间直接让学生进行自我引导的学习。

自我引导的学习最关键的两步是，先确定自己在知识或技能方面的不足之处，然后利用资源去学习改进[15]。自我引导的学习能让学生进行批判性思考和经验的传承，从而将书本上的知识应用到临床实践中。自我引导的学习也能够促使学生学习那些由于疾病构成和患病率等原因在门诊不易看到的疾病。

为了最大程度地提高学习效率，应该把自我引导的学习内容和最近看到的患者问题联系起来。比如预习即将看到患者疾病的背景知识（基于病例的学习）能提高学习效率[16]。此外，让学生根据所遇到的病例通读教科书显然比按章节通读更有激励性。

无论对于学生还是住院医生，自我引导的学习都是一个合理的学习目标。如果在诊室内有学习资源，我们可以要求学生在看完一位患者后在限定时间内努力解决一个未解决的问题，并把结果告诉你。每天看完所有患者结束常规工作时，是让学生回顾学习的好时机。此外，也可以用前述"赶进度"的方法安排学生通过独立阅读解决问题，学生独立阅读时你正好可以趁机看一两位患者。

框6-2总结了自我引导的学习的主要要点，在给学生安排任务时可以作参考：

框 6-2. 自我引导的学习

明确学习需求

➤ 在听完病例汇报或结束诊疗后，可以让学生自己确定学习问题或通过提问帮助学生确定，如"这个病例你最大的困惑是什么？"

安排任务

➤ 要求学生提出学习问题，研究解决问题，并向你汇报结果。

确定学习资源

➤ 可用的学习资源包括书本、文献、会诊医生以及 PubMed 和其他电子数据库。

"最后环节"

➤ 让学生将最终的结果向你汇报，可以是口头汇报，也可以是书面提纲，或与患者的病历结合在一起。

教学处方也是一种能够帮助你和学生将自我学习的过程程序化的一种方法（关于教学处方笺的表格，见附录 A）。

（周佳鑫译　黄晓明校）

参 考 文 献

1. **Taylor C, Lipsky MS, Bauer L.** Focused teaching: facilitating early clinical experience in an office setting. Fam Med. 1998;30:547-8.
2. **Lehmann LS, Brancati FL, Chen MC, et al.** The effect of bedside case presentations on patient's perceptions of their medical care. N Engl J Med. 1997;336:1150-5.
3. **Wang-Cheng RM, Barnas GP, Sigmann P, et al.** Bedside case presentations: why patients like them but learners don't. J Gen Intern Med. 1989;4:284-7.
4. **Anderson RJ, Cyran E, Schilling L, et al.** Outpatient case presentations in the conference room versus examination room: results from two randomized controlled trials. Am J Med. 2002;113:657-62.
5. **Rogers HD, Carline JD, Paauw DS.** Examination room presentations in general internal medicine clinic: patients' and students' perceptions. Acad Med. 2003;78:945-9.
6. **DeWitt DE.** Incorporating medical students into your practice. Aust Fam Physician. 2006;35:24-6.

7. **Epstein RM, Cole DR, Gawinski BA, et al.** How students learn from community-based preceptors. Arch Fam Med. 1998;7:149-54.
8. **Usatine RP, Tremoulet PT, Irby D.** Time-efficient preceptors in ambulatory care settings. Acad Med. 2000;75:639-42.
9. **Regan-Smith M, Young WW, Keller AM.** An efficient and effective teaching model for ambulatory education. Acad Med. 2002;77:593-9.
10. **Dobbie AE, Tysinger JW, Freeman J.** Strategies for efficient office precepting. Fam Med. 2005;37:239-41.
11. **Elnicki DM, Kolarik R, Bardella I.** Third-year medical students' perceptions of effective teaching behaviors in a multidisciplinary ambulatory clerkship. Acad Med. 2003;78: 815-9.
12. **Arseneau R.** Exit rounds: a reflection exercise. Acad Med. 1995;70:684-87.
13. **DaRosa DA, Dunningham GL, Stearns J, et al.** Ambulatory teaching "lite": less clinic time, more educationally fulfilling. Acad Med. 1997;72:358-61.
14. **Smith CS, Irby DM.** The roles of experience and reflection in ambulatory care education. Acad Med. 1997;72:32-5.
15. **Skeff KM.** Enhancing teaching effectiveness and vitality in the ambulatory setting. J Gen Intern Med. 1988;3(Suppl):S26-33.
16. **Bordage G.** Elaborated knowledge: a key to successful diagnostic thinking. Acad Med. 1994;70:883-5.

第7章

门诊操作教学

患者都希望由自己的医生来进行必要的临床操作。然而，在一些受训医生的调查中表明，由于相关的培训不够，很多医生对于进行常规的门诊操作显得信心不足[1-4]。教学医院中的操作教学会存在很多问题，比如缺乏经过培训的教职人员、没有足够的病例、缺少经费或设备等[5,6]。社区实践为教学医院提供了一种可能的选择，但考虑到教学的有效性和患者的安全，应该安排系统的操作培训。本章介绍的方法基于密西根州立大学特殊教育与教育心理学系名誉教授斯蒂芬·耶冷（Stephen Yelon）所提出的理论[7,8]。我们将集中介绍操作教学的具体过程，同样的方法也可适用于教学所有其他的临床技能，如查体和沟通技巧。

❖ 完全了解所要教学的技能

为了有效地传授技能，你必须对技能本身有充分的了解，这样你才能做到信手拈来地对其进行解释、示范，并评价学生的表现。对技能的充分了解可以通过不断重复操作实现，直至操作的每一步骤均成为习惯动作。当然，对传授临床操作技能感兴趣的经验丰富的医生，肯定已经完成了这一过程。难点在于如何详细分析操作技能，把它分解成相对独立的步骤，并在此过程中完成书面的学习目标和操作技能核对清单。

❖ 创建学习目标

创建学习目标看上去像是"画蛇添足"，但从长远来看是有益的。

学习目标能够帮助你和学生明确需要完成哪些任务。详细的学习目标为学生概括出具体期望和操作要点。根据耶冷的建议[7,8]，我们提出学习目标的制定大纲，包括技能的确定、操作指征、成功操作的要点、期望的结果以及熟练掌握的指标（见框 7-1）。

框 7-1. 举例：刮削组织活检的学习目标

技能： 刮削组织活检

操作指征： 成年患者的外生性病变

成功操作的要点： 获得知情同意；清点所需器具；常规的防范措施；活检部位清洁消毒；充分麻醉；固定皮肤；病变部位表浅刮削；止血；标本处理；包扎伤口；说明操作后的患者注意事项。

结果： 正确签署知情同意书；保证患者的舒适；遵循常规的防范措施；操作成功且顺利；出血得到控制；标本标记并送至实验室；包扎好伤口；提供进一步的注意事项。

熟练掌握的指标： 对 3 位成年患者正确实施 3 次刮削活组织检查。

作为熟练操作的专家，学习目标的建立是基于你的判断和以往的经验。

❖ 创建一个操作核对清单

书面详细的操作步骤与学习目标同等重要。完整的操作步骤能帮你快速确定操作的前提条件、分步步骤以及步骤的合适顺序。根据我们的经验，一个完整正确的操作步骤常常需要修改三到四遍才能最终确定。检查的好方法是将书面操作步骤交给同事，让他们回答"你能按照纸上的指示顺利进行该操作吗？"，这种检查方式能够迅速发现遗漏的步骤、表述含糊的地方或不正确的顺序。根据书面详细步骤，你还能够建立一个操作核对清单，作为教学和学习目标以及评估文件。当你在讲解操作时，可以使用这个核对清单来提示自己步骤及其顺序，这能够防止你忽略那些对你而言已成习惯但学生却不知道的步骤。学生使用这个核对清单帮助他们记住操作步骤，从而有助于独立操作。最后，当观察学生技能操作时，核对清单能帮助你记录学生的表现并提供反馈。框 7-2 中列出了一个刮削组织活检的操作核对清单。为了简洁，核对清单仅仅集中在操作本身的实施步骤。

框 7-2. 刮削组织活检的核对清单

活检部位准备
➤ 使用酒精或洗必泰清洁检查部位

皮肤局部麻醉
➤ 针头与皮肤垂直
➤ 穿刺入皮内
➤ 在病变部位的下方打一个皮丘

固定皮肤
➤ 以示指和拇指拉伸皮肤

选择切开器械
➤ 剃刀或#15 外科手术刀

开始切口
➤ 将手术刀片或者弯刀片放在拇指和示指之间，并放在合适的深度
➤ 沿着与拇指和示指固定好的平行方向缓慢切开

保存标本
➤ 将标本放在 10%的福尔马林液中
➤ 标记好放置标本的容器（患者姓名和活检部位）

止血处理
➤ 用纱布按压伤口
➤ 使用氯化铝干燥伤口

包扎
➤ 使用凡士林油和自粘式敷料

❖ 介绍期

当传授一项新技术时，先从激励学生开始。通常情况下这并不是必须的，因为学生自己要求学习技能，他们已经被激励且渴望学习。但如果学生没有自我激励行为，则告诉学生这项技能的重要性、能应用在何处以及对医生和患者的意义。将技能与"真实世界"的实际操作联系起来，例如，"皮肤科问题占我执业数量的 30%。我的很多老

病人都有外生皮肤病变，这些均需要切除以明确诊断或提供确切的治疗，患者更喜欢在诊室内完成操作，而不是被转诊出去。有能力完成这项操作能够为患者提供所需的服务，同时也是另一个收入来源。"

　　然后，你可以考查学生目前已经了解的知识。这能让你避免教授那些学生已经完全掌握的技能，把精力集中在学生不了解的地方。例如，学生可能对刮削组织活检缺乏经验，但在急诊轮转期间已经对局部麻醉有丰富的经验。当然，你最好在完成教学讲稿之前对学生的知识程度作出第一手评价。

　　然后根据学习目标对技能做一个简短的总结。在总结过程中，仅仅回顾必要的信息，随后在示范操作部分再完善更精细的细节。例如，对刮削组织活检的回顾，"刮削组织活检是一个常见和简单的诊室内操作技术，使用手术刀片或者普通弯刀片来切除皮肤表面的赘生物。这是清洁操作，而不是无菌操作，同时不需要缝合。共有六个主要步骤：操作部位的准备、麻醉、刮削病变部位、止血处理、保存标本和包扎伤口"。

　　回顾之后开始进行技能示范。向患者告知你的意图并获得许可后，即可在患者身上进行演示。把重点放在学生需要观察的部分。发给学生操作核对清单，这样他/她能跟上重要的步骤。当操作示范时，边说边做，集中精力正确的操作并根据你既往的经验指出关键步骤的关键点。例如，"看，当病变部位的下面出现一个 2 毫米高像一个蚊子叮咬的皮丘时，这说明麻醉正确完成。" 如果不能即刻在患者身上示范技能，也可以使用图像或录像演示代替。目前很多常见的诊室操作是通过录像介绍给学生的。请与教学机构核实是否有适合你使用的录像。录像示范能够帮助学生将理论知识的应用概念化，并可完整或部分多次回放，直至学生熟悉所有的内容[9,10]。图片和口头叙述相结合的方法也能明显提高学生的记忆[9]。

　　示范后要求学生记住核对清单中的具体步骤。开始可以与学生一起复习操作步骤，然后让学生使用核对清单来自己背诵步骤，最后让学生边默诵边想象每一步操作。这个过程中学生可能需要 10~15 分钟的时间，你可以利用这段时间完成其他任务。用一个单词来 "标记" 每一步的名称，能帮助学生快速记忆所有的步骤。例如，你可以用下列的记忆方法来表述刮削组织活检的每个主要步骤：

- 清洁（使用酒精或洗必泰来准备部位）
- 穿刺（局部麻醉皮肤）
- 拉伸（固定皮肤）
- 挑选（选择合适的切开器械）
- 刮削（切开）
- 扑通声（用福尔马林保存标本）
- 按压（按压止血）
- 快速擦拭（使用氯化铝处理伤口）
- 溢出（使用凡士林覆盖伤口）
- 拍击（用自粘式敷料覆盖伤口）

最后再次与学生一起检查，确保所有的步骤均已牢记。

❖ 练习期

　　这个阶段是让学生在你的直接观察下练习操作技能。希望学生首先在一个模拟环境下进行练习。比如局部麻醉（使用生理盐水练习）可以在橘皮上进行注射模拟，这能让学生克服新手的尴尬，如不熟悉器具或者没有使用过注射器等。刮削组织活检则可以在猪脚（可以从肉店购买）上练习，练习能够提高学生的精神运动技能，并在患者身上的正式操作前提高自信。模拟操作的机会能够让学生独立训练，直至他们熟悉操作的每一个正确步骤。学生表示熟练掌握后，你可以观察学生的模拟操作，使用核对清单来确认学生是否足够熟悉每一步，是否有能力在你的监督下在患者身上进行操作。去患者身上实际操作前，别忘了提醒学生，如果他们犯了错，不要在患者面前说"哎哟"，教学生其他的反应方式。

　　到患者那里时，要向患者解释接下来会让学生进行操作，并且向患者保证你会在旁边指导学生。回答患者的问题，解除他们的顾虑，征得患者的同意。根据我们的经验，绝大部分患者都愿意以这种方式参与到教学中来，尤其是如果他们以前有过类似的经历。

　　模拟练习或在患者身上进行练习时，你要随时提供即刻的提示来指导学生操作。也可以使用反思的方式来加强学习。例如，如果学生还没有固定皮肤就准备进行刮削，你可以阻止他并问："关于固定皮肤你记得哪些?"在操作结束后，与学生一起回顾哪方面做得很好，哪些方面需要改善，哪些步骤需要注意，以进一步提高操作水平。如果你观察到学生偏离固定的步骤时，如果根据你的判断这并不会造成严重的后果，不一定需要打断学生，要有一定的灵活性。

❖ 完善期

　　这个时期是给学生机会在多种不同的环境下练习技能，从而进一步强化他们的学习。操作前，让学生首先在脑子里过一遍，将操作的每一步形象化。在完善期，要给学生提供各种现实场景并逐渐提高难度。以刮削组织活检为例，比如在身体的不同部位进行操作、去除更大的病变、在某一处去除多个病变、或者在服用阿司匹林或者华法林的患者身上进行操作。在这个时期，你仍应继续观察、提示并提供反馈。在完善期，你的指导可以超出操作的必要步骤，而尽力于更细节的教学，比如如何根据病变的特点来确定刮削的深度或者如何处理顽固的出血。学生如果已经掌握了必要的步骤，则更容易集中精力学习这些精细之处。注意在练习过程中过早涉及细节的教学会妨碍对基本步骤的学习（关于必要步骤的总结，请见框 7-3)。

框 7-3. 传授操作技能

确定所教的操作技能

创建学习目标

书面描述操作技能

➢ 列出每一步及每一小步

➢ 按照合适的顺序安排步骤

➢ 创建操作的核对清单

激励学生

回顾对该技能过去的经验

进行简单的总结

示范技能

续 表

> 在操作时说出每一个必要的步骤
> 重点在于正确的操作和质量指标

记住操作步骤（可考虑对每一步使用代号名称）

练习（如果可能的话先模拟训练）

> 观察并指导学生
> 提供反馈

完善

> 提供不断增加的难度，或者不同的操作环境
> 细节教学

水平测试

（周佳鑫译　黄晓明校）

参 考 文 献

1. **Wickstrom GC, Kolar MM, Keyserling TC, et al.** Confidence of graduating internal medicine residents to perform ambulatory procedures. J Gen Intern Med 2000;15:361-65.
2. **Wickstrom GC, Kelley DK, Keyserling TC, et al.** Confidence of academic general internists and family physicians to teach ambulatory procedures. J Gen Intern Med 2000;15:353-60.
3. **Mandel JH, Rich EC, Luxenberg MG, Spilane MT, Kern DC, Parrino TA.** Preparation for practice in internal medicine: a study of ten years of residency graduates. Arch Intern Med 1988;148:853-56.
4. **Kern DC, Parrino TA, Korst DR.** The lasting value of clinical skills. JAMA 1985;254:70-76.
5. **Norris TE, Cullison SW, Fihn SD.** Teaching Procedural Skills. J Gen Intern Med 1997;12:S64-70.
6. **Sierpina VS, Volk RJ.** Teaching outpatient procedures: most common settings, evaluation methods, and training barriers in family practice residencies. Fam Med 1998;30:421-23.
7. **Yelon SL.** Powerful Principles of Instruction. White Plains (NY): Longman Publishers; 1996.
8. **Yelon SL.** Goal Oriented Instructional Design. East Lansing (MI); SLY Publishers; 2002.
9. **Dwyer FM.** Strategies for improving visual learning. State College, PA: Learning Services;1978.
10. **MacKinney AA.** On teaching beside diagnostic and therapeutic procedures to medical students: an annotated bibliography of audiovisual materials. J Gen Intern Med 1994;9:153-57.

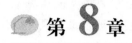

学生的反馈与评估

　　本章阐述了评价、反馈和评估的关系。介绍了如何给学生提供有效的反馈和系统的评价的一些技巧，描述了一个有效的评估模型，总结如何在评估中避免常见的错误。

❖ 什么是反馈？反馈为什么很重要？

　　反馈是帮助学生提高最基本的方法，也是文献中最常引用的"教学"方法[1]。反馈是基于教师对学生知识水平、态度以及技能的第一手评价（通过直接观察得出的评价）。反馈描述学生的知识或行为的优缺点，就他们当前的表现予以评价，旨在指导今后的学习和表现[2-4]。

　　学生十分渴望获得有价值的反馈[5]。学生经常抱怨没有人告诉他们应该怎么去做。学生并不是故意犯错，许多错误持续存在是由于缺少有效反馈的结果。有针对性的反馈十分重要，因为它可以改变学生的行为。比如，与没有收到反馈的住院医生相比，接受集中反馈的住院医生能显著提高他们的患者满意度[6]。理想的反馈应该在每次和学生接触后都进行，但这在现实中很难实现。至少，在学生的学习过程中，教师应定时予以规律的反馈。

❖ 不同类型的反馈之间存在什么区别？

　　门诊的教师常用两种不同类型的反馈，简要反馈和正式反馈[7]。

简要反馈是教师在指导学生问诊查体中常用的一种快速反馈，特点是自发的、简短、直接切入主题。比如，"我是这样听诊颈动脉杂音的"、"记住汇报病历应该先汇报患者姓名、年龄和就诊原因"。在进行简要反馈前最好告诉学生，比如"下面我会给你一些反馈意见"，这样会提高学生对所给建议的敏感性。自由提出的简要反馈更利于学生接受。

正式反馈是有计划的反馈环节，通常在临床轮转或门诊轮转中间或结束时进行，其实是一种"评估和反馈的混合体"。轮转中间的反馈环节让学生有可能在轮转结束前"有所改变"。在轮转结束后，教师应总结评价学生的最后表现，并强调在下一阶段需要注意的地方。正式反馈通常需要 5~20 分钟时间。

❖ 为什么反馈很难？

很多人会感觉给予批评性的反馈很困难。原因之一是临床教师的不同角色之间存在矛盾。作为学生支持者的教师，我们希望帮助受训者成功，作为社会保护者的医生，我们又需要保持职业操守保证患者得到良好的救助。双方面的责任让我们不愿意作出批评性的反馈，因为我们害怕失去学生支持者的角色。另一个困难是时间，反馈需要时间去计划、实施以及记录。最后由于缺少个人经验和指导，我们不确定如何去做反馈。

❖ 反馈的技巧

接下来我们将描述如何给学生提供尊重他人的、及时有效、且能改变其行为的反馈。（见附录 B "反馈技巧概要"）。

设定预期

有预期的反馈更容易被学生接受。从一开始就设定好预期，让反馈规律进行，以不断进步为目的。进行有计划且对事不对人的反馈，并且要让学生清楚地认识到你正在给他们反馈。

优秀实例："我会几乎每天根据你的表现给你反馈，在临床轮转中间和结束时我们会见面一起讨论你取得的进步。"

错误实例："我觉得我们需要谈谈，你干得并不出色。"

及时且有针对性的反馈

及时且有针对性的反馈，尤其是在事情发生时进行反馈，学生的收获会更大。通过一定的实例，或肯定学生的长处，更容易让他们重复所期望的行为，不再重复不应有的行为。当给予反馈时，向学生解释行为的结果可以加强反馈的效果。

优秀实例："你重复患者的问题，这样做很好，这表明你对他的问题有兴趣且在认真倾听。"

错误实例："上周你对患者的随诊指导做得不好。"

有限反馈

限制你的反馈内容，做到重点突出。不要给学生过多的信息使其不知所措，重点给予一些学生易于掌握和实施的信息。

优秀实例："我看出你以前从未接触过刚开始使用胰岛素的患者。你先回去阅读一下 2 型糖尿病患者开始胰岛素治疗这部分内容，我们明早再讨论这个患者。"

错误实例："你好像对如何处理糖尿病患者一无所知，比如何时开始胰岛素治疗、如何监测、治疗目标是什么、如何随访患者。你和患者交谈时缺乏自信，给出的建议混乱不清，你的笔记也缺乏条理。"

反馈的重点在于描述行为

学生比较容易接受非判断性的、描述性的反馈。根据学生需要改变的行为进行反馈，注意措辞，不要打击其自尊心。比如说"对你的……行为，我感到很高兴/有点失望/有点困惑"，这样的表达方式传递出你的信任，相信学生有能力改变并想做得更好，更容易被接受。

优秀实例："我不太确定患者是不是理解了你的建议。我们来讨论一下如何改进沟通技巧。"

错误实例："面对如此简单的患者指导，你却表现得冷淡、心不在焉、不耐烦。"

反馈的重点在于可纠正的行为

把你的反馈放在学生能够控制的行为。针对学生无法采取行动的事进行反馈毫无意义并且令人沮丧。

优秀实例： "患者有时候听不太懂你的话。我建议你放慢语速，时不时地问问患者听懂了没有。"

错误实例： "你的口音太重了，没人听得懂你说话。"

针对未来行为的直接反馈

帮助学生考虑和分析什么是对的，什么是错的，在今后的类似情境应如何表现。重点在于学生在未来能采取的决定和行动。

优秀实例： "下一次如果你不知道某个药的正确剂量，可以到诊室外来找我一起查一查。"

错误实例： "你很幸运让我及时发现了这个药物剂量开错了，下次不要让这样的事情再发生。"

把自我评价作为反馈的一部分

很多专家都建议把学生的自我评价作为反馈的开始[7]。比如你可以这么问："你觉得在自己哪些方面做得不错？哪些方面还可以改进？"通常学生会自己提出你所希望讨论的问题，正好让你深入讨论。如果学生的问题不在你打算讨论的内容之内，可以在开始你的议程之前先解决学生的问题。

在许多正式的反馈单元，学生会填写评价表格作为自我评价。这种自我评价可以了解学生自己的洞察力，并且可以以此为契机和他/她讨论其工作学习表现。总之，利用自我评价可以促进你和学生间的互动，适当减少你在评估方面的负担。

使用"反馈三明治"

很多教育者会使用不同形式的"反馈三明治"，可以用于正式反馈，也可以用于简要反馈，相关研究已经证实了这种方法的有效性[8]。"反馈三明治"包含了下述三个部分：

- 什么做法是正确的
- 什么做法是错误的
- 下次应该怎么做

开始反馈时，最好获得学生的准许，比如说"我想给你一些反馈，现在的时间合适吗？"获得学生的首肯后再开始反馈，会让学生更能接受接下来"反馈三明治"中夹的"肉"，也就是学生做得不够好急需改善的内容。另外你也可以选择另一种方式，从询问学生的自我评价开始，比如"你觉得在自己哪些方面做得不错？哪些方面还可以改进？"，你需要做的就是核实学生的自我评价，并且就他们的行为提供有针对性的例子。注意把反馈集中在最重要的部分，不要面面俱到。如果可能的话，将反馈与学习目标结合起来（见第三章"学生到来时的准备"）。最终，"反馈三明治"要包括改变行为的具体指导意见和关于实践机会的建议。如果学生做得对，记住予以正面的反馈和表扬。框 8-1 是"反馈三明治"的具体实例。

框 8-1　反馈三明治举例

✓ "你的心脏查体做得很不错，很有条理性，完成了视、触、叩、听的各个步骤。但是我看到你只用了听诊器的膜件听诊而没有同时使用钟件。当听一些低调的声音时，听诊器钟件十分重要。下一个患者，我希望你同时用钟件听每个听诊区，这能让你更好地听到低调的声音。"

✓ "病人看起来很喜欢你。但是有些病人由于你没有给他们足够的时间来回答你的问题，他们看起来有些困惑。你需要耐心一点，问完问题后多等几秒种，看看他们是否有需要补充的地方，然后再继续。这样其实最终会节约你的时间。"

当然"反馈三明治"用多了也有缺点，学生会习惯于在接受负面建议之前要先听些好话。这时可以略微改变一下反馈方式，比如在给学生负面反馈之前，为了减少批评带来的打击，先以自己为例，承认自己也犯过同样的错误，犯错本身就是学习的一个部分。给予反馈时态度要坚决不犹豫，意见包括所存在的错误、应该怎么做和为什么要这么做。反馈时表现得犹豫不决会让学生觉得发生的事情过于糟糕，让老师难以启齿。你说完后可以再问问学生的看法。最后你再做一个

总结，表明你相信学生有能力改变，你会随时帮助他。

　　总结一下，事先有计划的反馈会更有效。在轮转一开始就告诉学生反馈会贯穿在整个轮转过程中。一旦发生某些事件，尽快挑选合适的时间和地点进行单独反馈。选择其中最重要的一或两个问题进行讨论，时间最好控制在 5 分钟以内。给学生"反馈三明治"，确保他们充分理解，并安排后续对他们的随访。

❖ 反馈如何能节省时间

- 有效的反馈并不一定需要语言表达。事先准备好的反馈小贴士，比如"做得好"、"有待改进"或其他有针对性的内容同样是有效的，并且被学生认为比言语反馈更及时、有建设性、印象深刻[9]。详见附录 A 的举例。

- 观察学生时，随时记录下学生的表现，比如表现优异处，帮助你在反馈时提醒自己。保存好每次的记录帮你回忆学生既往的表现。

- 如果学生和你会相处数周左右的时间，可以在每周重点对某一方面进行反馈，比如第一周重点在沟通技巧，第二周重点在体格检查，集中精力于一个学习目标效率会更高，当然这个目标也可以由学生决定。

❖ 有效反馈的障碍

　　有研究表明男性和女性学生接受反馈的量和内容是不同的[10]。女性老师更愿意给男性学生提供临床技能方面的反馈。在师生性别组合中，提供反馈最多的组合是男老师和学生，最少的是女老师和学生。女老师更容易给男学生外表和性格方面的正面建议，而给女学生临床技能方面的批评性建议。对于教师来说意识到反馈时存在的性别偏倚并且努力纠正十分重要。

　　为了避免学生经常会忽视或忘记教师的反馈[11]，你可以在反馈前给一些提示，比如"下面我会给你一些反馈"。其他反馈的障碍还有担心负面的反馈让学生丧失信心，但其实这些反馈尤其是负面的反馈往往是私下进行的，这样的担心有些多余。一些教师在反馈时会有意弱化批评性的信息，甚至弱化到消失的程度。克服这个障碍有两种方法，一是教师在见学生前做些准备，彩排你打算给他的反馈意见；另一种方法是采取一些书面的反馈，因为书面的反馈比面对面的反馈更能提供一些批评性的意见[12]。表 8-1 总结了有效反馈时的障碍及克服方法。

表 8-1 有效反馈的障碍

障碍	对反馈的影响	克服方法
担心反馈让学生丧失信心	没有反馈或很少反馈	消除顾虑；学生渴望得到反馈并认为反馈与高质量的教学密切相关
学生不记得老师曾经反馈或忘记了反馈的内容	学生对学习环境不满，没有针对反馈有所行动	反馈开始前语言强调："下面我会给你一些反馈"
性别偏倚	男性和女性学生接受反馈的量和内容不同	反馈时要注意到性别对反馈的影响
反馈过于温和，缺乏必要的批评性内容	学生仍然我行我素，没有提高和改进	反馈前事先准备和排练，或给予书面反馈
反馈内容过于笼统（如"你还可以做得更好"）	学生很困惑，不能改进	平时记录下需要提高的技能或需要改变的行为。利用记录给学生提供具体实例和建议来帮助提高

❖ 反馈和评估有什么不同

理解反馈和评估间有何不同很难。评估是指给学生的表现量化或描述性的"评价"（见附录 B"评估概要"）。评价是基于学生的表现，根据学习目标来判断。实际上评估贯穿于整个教育过程之中，在观察和评估的过程中产生素材给学生提供反馈。在理想状态下，每一次师生参加的教学活动都需要有考核、评估和反馈的过程，但事实上时间不允许。因此，很多教师将评估等同于临床轮转结束后的等级评定。基于这一现实，本章着重在轮转结束后总结性评估。

❖ 为什么总结性评估十分重要

通常，医学院校和住院医生培训项目从教师那里收集总结性评估有以下目的：

- 判定学生的能力，了解其优缺点
- 了解课程的优缺点
- 决定去留及评优
- 为其他院校提供学生信息（如实习申请）
- 维持医学院校资格认证
- 提供法律文件

❖ 评估过程的基本步骤

大部分培训项目都会提供关于学习目标、目的、和能力培养等方面的内容，这些都应该在门诊训练开始之前和学生一起复习。有些院校提供的评估表格上会详细分列出需要评估的知识、态度和能力（分解评估模式）。例如医学生内科实习课程指导（Core Medicine Clerkship Curriculum Guide）向学生提出了培训内容和核心能力要求（www.im.org/CDIM/CurriculumGuide/OnlineCDIMCurriculum，pdf）。该评估量表测量了学生掌握学习目的和目标的程度。

在培训开始以前和学生一起复习评估涉及的内容是一个很好的方法，这可以让学生提前注意到什么行为将会被评估（见第三章"学生到来时的准备"）。评估表格是简明扼要的文件，其中的功能之一就是传达学习的基本目标。为了准确填写表格，你必须要有很好的方法了解学生的表现如何，可以从以下渠道获得这些信息：

- 直接观察学生的表现
- 学生的书面纪录（例如病历、病程记录、体格检查等）
- 患者的口述
- 对教师探查知识能力问题的反应
- "家庭作业"完成情况

- 和门诊工作人员的关系
- 患者的评论和患者满意度
- 学生自我评价

最可靠的了解学生表现的方法是直接观察，如观察学生询问病史、进行体格检查、给患者提供咨询意见等。不要通过"间接"信息推断学生问病史和查体的能力，比如口头汇报病例和病历书写，这些非直接的信息可能会夸大学生的实际能力[13]。自始至终的完整观察会耗费大量时间；与此相比，分段观察的方法会更高效（见第五章"一分钟观察"部分和附录 B 关于"一分钟观察"的概要）。例如，经过数天时间，你可以观察学生在第一个患者身上问病史，给第二个患者进行心血管系统查体，给第三个患者进行病情咨询。美国内科医学委员会（American Board of Internal Medicine）制定了袖珍临床评估训练表格（mini Clinical Evaluation Exercise, mini-CEX），可以帮助你记录学生接诊患者的表现，更好地组织你的反馈，十分实用（具体见附录 A）。

通过一些简单的方法，你可以评价学生组织汇报患者信息的能力。比如前文所述小技巧模式或其他以学生为中心的教学模式（见第五章）。让学生在临床问题面前承担一些做决定的责任，进而进一步寻找支持自己的决定的信息，这也是一种很好的教学和评估方法。运用一些假设性的问题和选择性的问题（见框 8-2），你可以评价学生掌握知识的深度。学生的病程记录可以看出他们处理问题思路是否清晰、是否有组织性、表述和理解是否准确。

框 8-2　提问技巧

假设性问题

- "这个膀胱炎的年轻女性，你选择磺胺治疗 3 天，我同意。假设她是糖尿病患者，并且有发热和腰痛，又该如何选择你的治疗方案呢？"

选择性问题

- "如果我们用氨苄西林而不是磺胺来治疗她的膀胱炎，你觉得效果如何？"

观察学生如何和其他门诊工作人员交流或征求后者的意见也是另一个重要的评估信息来源。患者同样是提供第一手信息的很好来源，

可以很正式地就诊后请他们填写调查问卷来获取信息（见附录 A "患者满意度表格"），也可以简单地问几个问题。患者的反馈对于学生来说是改变行为的动力[6]。

如果你给学生布置了阅读作业，应该追踪他们的完成情况，并充分反映在评估中。

如果你注意到学生在知识基础、技能、职业精神等方面的问题，应尽早和项目负责人联系。培训项目或实习负责人会告诉你学生的问题新出现的还是老问题，尽可能帮助你解决问题，或至少帮助你和学生如何处理可能出现的不良评估。

❖ 评估中常见的错误

医生在对学生做评估时很容易犯错。一些错误是可以理解的，比如不好的评估结果有可能影响学生的去留或评优，所以老师很自然不愿意给予负面的评价。另外一些错误反映了教师没有很好地理解评估体系，评估的作用在于及时评价确认欠佳的表现，及时弥补改进才会更有效。常见的评估错误包括：

- "尖角或光环"效应
- 评分范围限制
- 评估受表现以外的因素影响
- 乌比冈湖效应（Lake Wobegon effect）①

"尖角或光环"效应

这种效应是指评估不是基于对当前表现的客观评价，而是受到学生既往评价的影响。例如你曾经听说某个学生十分优秀，尽管他在你门诊的实际表现"一般"，你仍然给出"十分优秀"的评价，并告诉自己"史密斯博士说过这个学生十分优秀，可能是我对他的期望值太

---

① 乌比冈湖效应是一社会心理学名词，是指人的一种总觉得自己比一般人优秀的心理倾向，即给自己的许多方面打分要高过实际水平。这个名字源于一个美国广播节目，Lake Wobegon 是一个虚构的美国小镇，镇上"女人都很强，男人都长得不错，小孩都在平均水平之上"，而其实镇上可笑的事情层出不穷。

高了"。反之，你其实对某个住院医生的表现很满意，但在评估时想："其他老师都说他是个糟糕的住院医，我给他的分数还是低一些吧！"

"尖角或光环"效应十分普遍，可能是由于老师缺乏经验或者缺乏自信。所以最好基于你自己的观察做出评估并且相信自己的直觉。如实记录你的决定，如果可能，通过实际行为的例子来论证你的评估。

评分范围限制

评分范围限制是指对于不同的能力倾向于使用同样的分数评价，而不是每个方面逐个全面评价。例如，对于一个满分 5 分的评估体系，要求根据表现从"不满意"到"优秀"给予评价，而教师对于所有的打分项都使用同样的分数。这样的评估对教师来说很省事，但这增加了不准确评估发生的机会。

评估受表现以外的因素影响

当进行能力评价时，另一种错误是评估受到表现以外因素的影响。例如，一个聪明的学生虽然知识掌握得不错但是他很"懒"，关于"懒惰"的评价应该是态度部分而不是认知部分。精确判定不良表现是属于哪一类型有利于学生进行弥补和纠正。如果对于一个行为态度需要改进的学生你采取增加知识方面的改进措施，显然是浪费时间。相反一个认真好学的学生，如果他的查体和口头汇报病例的能力不佳，很可能因为"他是一个不错的学生"而得到比应得的分数更高的评价，这也是不正确的。

乌比冈湖效应（Lake Wobegon Effect）

这种常见的评估错误是指给所有学生平均值以上的分数，而不能区分那些表现不够好的学生、达到要求的学生和真正特殊的学生。表现不佳的学生因为不能适时得到识别而丧失了进一步接受改进的机会。时间长了，乌比冈湖效应将会对作为教师和评估者的你产生不好的影响，削弱学生和医学院校对你的信任。注意使用评估工具的整个评分范围，针对观察到的学生的具体行为、技能、态度和书面作业做出公正评估。当然，如果应用数字化的评价等级，了解学校的平均水平也很重要，这样就不至于因为学校的"分数膨胀"而让好学生受到不公正待遇。

❖ 应用 GRADE 方法评价

如果教师在学生的整个临床学习过程中都留心准备最后的面对面评估，将会避免很多评估的错误。事先准备与临床学习过程相结合会让整个评估过程更自然更可信。兰洛伊斯（Langlois）等提供了一个便于记忆的 GRADE 方法，概括了更有效且满意的评估的几个必备的步骤（见表 8-2）。见附录 B 的 GRADE 评估方法总结。

表 8-2 GRADE 评价方法

G-做好准备（Get ready）（见第三章"学生到来前的准备"） 　　复习课程目标和评估表格 　　向学生清晰表达你的期望 　　安排好学习结束时的评估会面
R-和学生一起复习期望和目标（Review）（见第三章"学生到来前的准备"） 　　在学习开始时尽早安排和学生见面 　　判定学生的知识和技能水平（见"学习过程概要"，附录 B 教师的总结和备忘录） 　　复习项目的目标、你的目标和学生的目标 　　描述评估的过程
A-评价（Assess）（见第 8 章"学生反馈和评估"） 　　观察 　　记录 　　规律提供反馈 　　让学生自我评估
D-讨论（Discuss）（见第 8 章"学生反馈和评价"） 　　正式会面 　　学生和老师填写评估表格 　　比较师生的评估表格 　　讨论两者的不同以及是否达到预期目标

续 表

E-最终评分（End）（见第 8 章"学生反馈和评价"）

　　完成评估表格

　　举例支持你的评估

❖ RIME 评价体系

　　潘格罗关于学生表现的期望和反馈的模型将学生取得的成绩整合起来，提供了一个如何用前瞻且直观的方法展示学生问题的框架，使之能更清晰表达且易于实施（见附录 B 关于"RIME 评估表"）。RIME 是用于描述复杂精细的临床技能的四个阶段的首字母，见框表 8-3。

框 8-3　RIME 评估框架

报告者：

✓ 始终能准确有条理地收集和报告临床数据。

解读者：

✓ 始终能分析病史线索、体格检查发现和实验室结果，确定临床问题的轻重缓急，提供鉴别诊断依据。

管理者：

✓ 始终能根据患者需要选择和实施合适的诊断和治疗措施。

教育者：

✓ 通过以证据为基础的方法明确知识漏洞，并能应用自己的知识、临床推理和分析技巧教育患者和同事。

　　RIME 模型不同于其他的评估模型，它是综合性的。"解析"该评估模型需要你分别评价学生获得的知识、态度和技能。可惜除了专门的教育专业人员，这些概念对于大部分人来说既陌生又抽象，大多数教师不能将学生的表现根据上述属性分类概念化。RIME 评估体系避免了人为区分个人临床能力的差别，取而代之的是一种发展的方法将能力划分成不同阶段。RIME 模型的每一阶段都体现了知识、态度和技能的综合性，这些阶段体现了从医学生到住院医生，从新手到临

床专家的发展过程。是否达到某一阶段取决于上一阶段的掌握情况。

RIME 的实用性强，因为它能十分可靠地对学生的技能作出评估。不同的教师经过培训后可以利用 RIME 框架对学生的能力作出可靠的评估（不同的评估者能得出相同的评估结果）。RIME 有很好的信度，也就是说其结果对学生未来的表现（如最终的见习考试或实习表现）有很好的预测性[18,19]。RIME 体系同时可被用来评估学生的职业精神[20]。但是它也有缺点，你需要有一个量化的分析评估表格，用来客观评价各种知识、态度和技能。如果提供了现成的评估表格，RIME 模型既简单又直观，指导你对学生的评估，并能将 RIME 评估结果转化成任何教学机构需要的形式。

报告者阶段需要的技能？

报告者能掌握数据的收集和汇报。此阶段的学生能有效并准确采集病史、进行体格检查，能区分正常和异常发现，能识别并指出存在的问题。另外，他们能将这些信息有条理地通过口述或书面的形式表达沟通。第三年的医学生应该掌握这些技能，达到报告者的水平。

解读者阶段需要的技能

达到此阶段的学生能正确解读临床数据并进行鉴别诊断，将临床问题和鉴别诊断列表按照"最可能"到"最不可能"的顺序进行排序，进一步解读查体发现和诊断性检查结果。此阶段标志着学生在患者诊疗中从旁观者转变为主动参与者。四年级医学生和实习医生（第一年住院医）应该掌握这些能力，如果第三年的医学生达到此标准，则表明成绩优秀。

管理者阶段需要的技能？

管理者需要决定什么时候应该行动，选择最好的诊断和治疗方法，根据医疗环境和患者意愿制定个性化的诊治策略。他们开始寻找临床问题的答案和不同选择。此阶段需要更高级的知识、自信心、临床推理和判断能力，通常初年和高年的住院医生和执业医生应具备这样的能力。

教育者是什么？

教育者能发现存在的知识缺陷并能主动去弥补这些缺陷。教育者能综合新知识并和他人分享，能知道如何在医疗中应用证据并理解证据的局限性。这需要主动性、洞察力和成熟度，因此大多在高年住院医生和执业医生才具备。附录 A 提供了着重于行为的 RIMA 评估例子，将行为表现能力区分为三个能力水平：待改进，胜任和突出。

❖ 应用 RIME 模型评估学生汇报病例的能力

评估学生的病例汇报时，你可以应用 RIME 模型了解学生处于哪个阶段[21]。如果学生处于应达到的阶段，需要给予肯定，指导其进一步提高。如果应用合理，RIME 体系同样能提供有针对性的改进意见。表 8-3 为应用 RIME 模型评价和指导学生病例汇报的实例。

表 8-3 RIME 模型评估学生病例汇报能力

RIME 阶段	病例汇报	评价和指导
报告者	这是一个 57 岁的男性患者，3 月前开始步行 2 个街区后出现左小腿疼痛，休息后可缓解但行走后再发疼痛。他长期吸烟。患有高血压，服用阿替洛尔和赖诺普利控制血压。查体血压 142/86mmHg，左足背动脉搏动减弱，股动脉搏动正常	优秀的汇报。超出第三年医学生的平均水平，达到第四年医学生或第一年住院医生的水平。指导学生解读以上发现，并进一步提出诊断及鉴别诊断
解读者	我认为患者患有外周动脉疾病，因为疼痛活动后加重休息后缓解，吸烟史阳性，有高血压病史。根据他的年龄我认为患者患椎管狭窄的可能性不大	学生能从病史、查体中总结临床资料并得出诊断和必要的鉴别诊断。一些第四年医学生和大多数第一年住院医生应该达到这个水平。指导学生制定诊治方案

续　表

RIME 阶段	病例汇报	评价和指导
管理者	为了证实这个诊断，我们可以测量肱踝指数	学生认识到一个简单无创的门诊检查可以帮助诊断并给疾病严重程度分级。但是学生忽略了吸烟和血压这两个重要诊断因素。这符合大多数第一年及以上住院医生。指导学生应考虑所有与该病例有关的因素
教育者	根据指南建议，合并外周动脉疾病的高血压患者血压应控制在 130/80mmHg 以下。虽然 β 受体阻滞剂会加重间歇性跛行的症状，但同时它对冠心病的保护作用可抵消前述不足。不过这一点我不是很确定，需要进一步核实。戒烟可以减少全因死亡率，我们需要向他明确传递戒烟的建议，并了解他是否有兴趣戒烟	学生展示了过去所学的知识，愿意和大家分享，同时也认识到自身的不足并有计划解决。这是高年住院医生和执业医师应该达到的阶段。教师的任务是对学生理解的内容表示肯定，并强调发现知识缺陷的重要性，指导学生如何解决

❖ 如何安排评估单元?

　　与反馈不同，总结性的评估一般发生在教学过程结束之后。我们需要在评估表上交教学部门之前安排时间与学生一起回顾一下评估内容。在见面前学生填写一份评估表的副本会对下一步的讨论有所帮助。因为填表能提醒学生学习目标和评估标准，为即将开始的讨论做铺垫。让学生利用评估表进行自我评价和总结也能更自然地把话题转向你的观察意见。另外，自我评价给学生提供了一个"反思实践"的机会，这是"现实世界"的医生所需要的职业行为。

　　当学生对他自己的表现进行总结后，你可以认同、展开说明或者根据你自己的观察进行修改。你可能会惊讶地发现学生的自我评价是十分准确的，除了一些毫无自知之明的学生之外，很少有学生认识不到自己需要重点改进的地方。如果真的有些学生缺乏自我反省能力，应提醒学生本人注意，甚至需要提请教学部门对该学生的关注。

结合反馈，你在评估过程中要尽可能地有针对性，可以通过引用具体的行为例子来支持你的评估结论。这有助于学生对这份评估报告签字认可，只有学生签字的评估报告才被认为是经过师生讨论过的。

尽快完成教学部门要求的评估表格。耽误的时间越长，你越不能准确回忆起学生表现的细节，这样你可能对学生整体的表现十分满意但无法证实你的结论。完成后别忘记留一份复印件，以防因教学部门丢失而需要重新填写。最后及时将评估表交给课程负责人。

（田　然译　黄晓明校）

参 考 文 献

1. **Heidenreich C, Lye P, Simpson D, Lourich M.** The search for effective and efficient ambulatory teaching methods through the literature. Pediatrics. 2000:105:231-7.
2. **Skeff KM.** Enhancing teaching effectiveness and vitality in the ambulatory setting. J Gen Intern Med. 1988;3(Suppl):S26-33.
3. **McGee SR, Irby DM.** Teaching in the outpatient clinic: practical tips. J Gen Intern Med. 1997;12(Suppl):S34-40.
4. **Ende J.** Feedback in clinical medical education. JAMA. 1983;250:777-81.
5. **Schultz KW, Kirby J, Delva D, et al.** Medical Students' and Residents' preferred site characteristics and preceptor behaviours for learning in the ambulatory setting: a cross-sectional survey. BMC Med Educ. 2004;4:12.
6. **Cope DW, Linn LS, Leake BD, Barrett PA.** Modification of residents' behavior by preceptor feedback of patient satisfaction. J Gen Intern Med. 1986;1:394-8.
7. **Branch WT Jr, Paranjape A.** Feedback and reflection: teaching methods for clinical settings. Acad Med. 2002;77:1185-8.
8. **Anderson WA, Malacrea RF.** Giving Constructive Feedback: A Professional Development Workshop Package. East Lansing, MI: Office of Medical Education Research and Development, College of Human Medicine, Michigan State University; 1987.
9. **Schum TR, Krippendorf RL, Biernat KA.** Simple feedback notes enhance specificity of feedback to learners. Ambul Pediatr. 2003;3:9-11.
10. **Carney PA, Dietrich AJ, Eliassen S, et al.** Differences in ambulatory teaching and learning by gender match of preceptors and students. Fam Med. 2000;32:618-23.
11. **Sostok MA, Coberly L, Rouan G.** Feedback process between faculty and students. Acad Med. 2002;77:267.
12. **Colletti LM.** Difficulty with negative feedback: face-to-face evaluation of junior medical student clinical performance results in grade inflation. J Surg Res. 2000;90:82-7.
13. **Pulito AR, Donnelly MB, Plymale M, Mentzer RM Jr.** What do faculty observe of medical students' clinical performance? Teach Learn Med. 2006;18:99-104.

14. **Weaver MJ, Ow CL, Walker DJ, Degenhardt EF.** A questionnaire for patients' evaluations of their physicians' humanistic behaviors. J Gen Intern Med. 1993;8:135-9.
15. **Tamblyn R, Benaroya S, Snell L, et al.** The feasibility and value of using patient satisfaction ratings to evaluate internal medicine residents. J Gen Intern Med. 1994;9:149-52.
16. **Langlois JP, Thach S.** Evaluation using the GRADE strategy. Fam Med. 2001;33:158-60.
17. **Pangaro L.** A new vocabulary and other innovations for improving descriptive in-training evaluations. Acad Med. 1999;74:41-5.
18. **Hemmer PA, Pangaro L.** The effectiveness of formal evaluation sessions during clinical clerkships in better identifying students with marginal funds of knowledge. Acad Med. 1997;72:641-3.
19. **Lavin B, Pangaro L.** Internship ratings as a validity outcome measure for an evaluation system to identify inadequate clerkship performance. Acad Med. 1998;73:998-1002.
20. **Hemmer PA, Hawkins R, Jackson JL, Pangaro LN.** Assessing how well three evaluation methods detect deficiencies in medical students' professionalism in two settings of an internal medicine clerkship. Acad Med. 2000;75:167-73.
21. **Sepdham D, Julka M, Hofmann L, Dobbie A.** Using the RIME model for learner assessment and feedback. Fam Med. 2007;39:161-3.

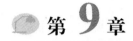

教学评价和教学技能的提高

❖ 教师会如何被评价？

学生对教师的评价有助于教学部门监督教学项目的质量并根据需要进行改进。大多数情况下学生或住院医生会在临床轮转结束时用标准评价表格对教师进行评价（见附录 B "教师评价表"）。尽管大多数项目希望学生在拿到他们最后的轮转评价前完成对教师的评价，但这通常难以实现。教师评价表反映了整个教学过程的学习目标以及教师如何帮助学生达到这些目标。这一过程和在医学院校和住院医生培训项目中对教职员工的评价是完全一样的，当然这一过程有时并不让人感到舒服。你可以在整个临床轮转过程中不断向你的学生征求反馈意见，不断的反馈能让你及时调整教学方式，避免最后无准备地接受不好的评价。

为增加评价样本量及可信度，通常在大批学生从你的门诊轮转之后你才会收到所有学生评价的意见总结。有时评价的延迟是为了保证学生的评价是匿名完成的。大多数学校会总结学生给你的打分，然后在统一的评价表上分类列出平均分数。如果项目足够大，也会横向比较所有教师的平均分数，让你了解和同行之间的差距。学校也会从教师的角度收集学生的书面评论，这些评论通常并不署名。

尽管作为一个教师，你可能牺牲了自己的时间甚至收入，但对你的评价并不总能反映你付出的努力。要冷静地看待这些评价，你不可能让所有人都满意。这些评价也能给你提供重要的信息，好的老师就和好医生一样，要在"反思"中不断实践不断改进，努力让自己做到最好。

❖ 你如何改进教学?

无论是学生还是老师,教育过程中的反思是最重要的。反思是充分思考后形成的想法、意见和观念。医学教育者对此定义进行了补充,包括了对某一经历或活动的背景和意义的思考[1]。一旦你确定了改进的方向,你一定能反思你的教学[2,3]。

在教学过程中的反思包括在每个需要改变的时刻作出必要的调整。例如,如果对你的评价是"教师没有教授足够的一般性知识(教学太多的专科知识)",你需要更有针对性地告诉学生教学资源,或者重新复习教学大纲所要求的内容给予更准确的教学。在这方面如果缺乏灵活性会让你的教学表现很糟糕。比如,在学生还不知道最基本的疾病表现时,反复向他们解释为什么选择这种治疗方法而不是另一种。如果教师能通过反思,意识到学生的困难,及时调整教学策略,放弃对于治疗方案的讨论,代之以讨论疾病的机制和临床表现,教学会更成功。

对于很多教师来说,教学后的反思为进一步改进和提高提供了推动力。这也是一种自我评价的过程,关键在于评判自己什么地方做得好什么地方做得不好。优秀的教师在此过程中让自己的教学更有效,更适合学生。而平庸的教师则从不改变,甚至认为不需要改变。

失败的教学肯定会发生,它本身也是反思过程的组成部分。当遭遇失败时,有很多事能做。首先,现实一点,即使最优秀的教师也有万事不顺的糟糕日子。其次,竖起你敏感的"触角",发现教学的成功和失败之处。如果你足够幸运,你还能寻求并收到有用的反馈。当然这样的好事也不总能赶上,在教学中你还是需要亲自观察学生的反应,适时调整你的教学。

❖ 研讨会、课程、教学访问及其他资源

随着来自社区的教师的增多,教学部门需要关注教学培训提高他们的教学技巧。毫无疑问,与来自医学院校的教师相比,来自社区的

教师缺少正规的教学培训机会，他们最缺乏关于学生反馈和评估方面的教学技巧[4]。在具体教学内容方面，社区的教师认为时间管理是最重要的教学题目，其次是循证医学技巧[4]。

　　教师培训课程通常需要 2~3 天的时间，但现在也有很多项目设计得更适用于社区医生。对这些课程的看法通常是正面的，参加这些课程的获益经常超过预期，参与者提高了各方面的能力，比如培养建设性学习气氛的能力、与学生沟通目标的能力、提供反馈的能力以及整体教学能力[5]。

　　同行之间的教学访问也能改进教学。参与这样的活动给教师提供了一个进行反思性讨论的机会，会对他们很有帮助。通过直接观察同行的教学并和书面反馈相结合，教师能提高以学生为中心的教学和如何更好地使用"小技巧教学模式"[6]。同行之间的教学访问也是证明自己教学方法的机会，还能增进同事间的友谊[7]。

　　相关教师培训资源详见附录 C。也可以通过以下网址获得提高教学技巧的其他学习资源。www.acponline.org/acp_press/teaching_in_your_office。

（田　然译　黄晓明校）

参 考 文 献

1. **Branch WT Jr, Paranjape A.** Feedback and reflection: teaching methods for clinical settings. Acad Med. 2002;77:1185-8.
2. **Skeff KM, Bowen JL, Irby DM.** Protecting time for teaching in the ambulatory care setting. Acad Med. 1997;72:694-7.
3. **Pinsky LE, Irby DM.** "If at first you don't succeed": using failure to improve teaching. Acad Med. 1997;72:973-6.
4. **Houston TK, Ferenchick GS, Clark JM, et al.** Faculty development needs. J Gen Intern Med. 2004;19:375-9.
5. **Skeff KM, Stratos GA, Bergen MR, et al.** Regional teaching improvement programs for community-based teachers. Am J Med. 1999;106:76-80.
6. **Regan-Smith M, Hirschmann K, Iobst W.** Direct observation of faculty with feedback: an effective means of improving patient-centered and learner-centered teaching skills. Teach Learn Med. 2007;19:278-86.
7. **Bing-You RG, Renfrew RA, Hampton SH.** Faculty development of community-based preceptors through a collegial site-visit program. Teach Learn Med. 1999;11:100-4.

附录 A
教师的工具

◆ 临床技能鉴定目录

在入科教育前或入科教育时由学生填写
见第三章"学生到达时的准备"

学生姓名

第一部分：为让老师进一步帮助你提高临床技能，请根据你的情况在表格相应位置打钩

体格检查	毫无经验	有一些经验	很有经验
1. 青少年	☐	☐	☐
2. 成人	☐	☐	☐
3. 重点查体	☐	☐	☐
4. 乳腺	☐	☐	☐
5. 盆腔	☐	☐	☐
6. 直肠	☐	☐	☐
7. 前列腺	☐	☐	☐
8. 心血管系统	☐	☐	☐
9. 腹部	☐	☐	☐
10. 肺部	☐	☐	☐
11. 肌肉骨骼	☐	☐	☐

第二部分：以下操作技能你需要特殊指导吗？请在表格相应位置打钩。

操作技能	毫无经验	有一些经验	很有经验
1. 解读心电图	☐	☐	☐
2. 纤维乙状结肠镜	☐	☐	☐
3. 解读革兰染色	☐	☐	☐
4. 关节腔穿刺/注射	☐	☐	☐
5. 氢氧化钾染色（皮肤）	☐	☐	☐
6. 软组织痛点注射	☐	☐	☐
7. 宫颈刮片	☐	☐	☐
8. 粪便潜血检查	☐	☐	☐
9. 咽拭子培养	☐	☐	☐
10. 尿液检查（试纸）	☐	☐	☐
11. 尿液检查（镜检）	☐	☐	☐
12. 阴道分泌物镜检	☐	☐	☐
13. 皮肤活检	☐	☐	☐

第三部分：你觉得还有其他方面需要特殊指导吗？请填写：

_____

_____

_____

❖ 教学合同

在入科教育时交给学生

见第三章"学生到达时的准备"

学生姓名：＿＿＿＿＿＿＿＿＿＿＿＿＿＿＿＿＿＿＿＿

教师姓名：＿＿＿＿＿＿＿＿＿＿＿＿＿＿＿＿＿＿＿＿

第一部分：学生的目标

请列出本次学习你希望达到的三个最主要目标：

1＿＿＿＿＿＿＿＿＿＿＿＿＿＿＿＿＿＿＿＿＿＿＿＿＿

2＿＿＿＿＿＿＿＿＿＿＿＿＿＿＿＿＿＿＿＿＿＿＿＿＿

3＿＿＿＿＿＿＿＿＿＿＿＿＿＿＿＿＿＿＿＿＿＿＿＿＿

请列出你完成这些目标的具体策略：

＿＿＿＿＿＿＿＿＿＿＿＿＿＿＿＿＿＿＿＿＿＿＿＿＿＿

＿＿＿＿＿＿＿＿＿＿＿＿＿＿＿＿＿＿＿＿＿＿＿＿＿＿

＿＿＿＿＿＿＿＿＿＿＿＿＿＿＿＿＿＿＿＿＿＿＿＿＿＿

第二部分：导师的目标

请列出你认为学生最需要重视的三个领域：

1＿＿＿＿＿＿＿＿＿＿＿＿＿＿＿＿＿＿＿＿＿＿＿＿＿

2＿＿＿＿＿＿＿＿＿＿＿＿＿＿＿＿＿＿＿＿＿＿＿＿＿

3＿＿＿＿＿＿＿＿＿＿＿＿＿＿＿＿＿＿＿＿＿＿＿＿＿

请列出针对这些领域你的建议：

＿＿＿＿＿＿＿＿＿＿＿＿＿＿＿＿＿＿＿＿＿＿＿＿＿＿

＿＿＿＿＿＿＿＿＿＿＿＿＿＿＿＿＿＿＿＿＿＿＿＿＿＿

＿＿＿＿＿＿＿＿＿＿＿＿＿＿＿＿＿＿＿＿＿＿＿＿＿＿

第三部分：总结

目标和期望是：

＿＿＿＿＿＿＿＿＿＿＿＿＿＿＿＿＿＿＿＿＿＿＿＿＿＿

＿＿＿＿＿＿＿＿＿＿＿＿＿＿＿＿＿＿＿＿＿＿＿＿＿＿

＿＿＿＿＿＿＿＿＿＿＿＿＿＿＿＿＿＿＿＿＿＿＿＿＿＿

学生姓名：＿＿＿＿＿＿＿＿　　日期：＿＿＿＿＿＿＿

教师姓名：＿＿＿＿＿＿＿＿　　日期：＿＿＿＿＿＿＿

❖ 门诊患者需知（针对医学生）

见第三章"学生到来时的准备"

尊敬的各位患者：

本诊所被选为医学生临床培训项目的实习诊室。

这种在教学医院或病房外的教学培训能提高未来医生的知识和经验，对他们将来面对真实的医疗环境会有很大帮助。

您对我们的支持就是在为培养未来优秀的医生做贡献。

感谢您的配合！

❖ 门诊患者需知（针对住院医生）

见第三章"学生到来时的准备"

尊敬的各位患者：

本诊所被选为内科实习医生（实习医生培训后将成为专科医生）临床培训项目的实习诊室。

在教学医院或病房外的教学培训能提高未来医生的知识和经验，对他们将来面对真实的医疗环境会有很大帮助。

您对我们的支持就是在为培养未来优秀的医生做贡献。

感谢您的配合！

❖ 住院医生简介

放在诊室接待处。

见第三章"患者到来时的准备"

新住院医生简介：凯特·史密斯医学博士

我出生于密歇根州的弗林特，本科毕业于密歇根州立大学毕业，专业为艺术及艺术史。毕业后在密歇根大学继续艺术史研究生学习，此后在巴黎学习生活了 6 个月。受到父亲生病的影响，我决定回国重新开始医学学习。

我毕业于密歇根州立大学医学院，目前与我的丈夫理查德和儿子巴特一起住在密歇根州激流市并希望在那里工作。我的专业是内科学。我的爱好有旅游、烹饪、滑雪和浮潜。

❖ 教学处方笺

见第六章"自主（独立）学习"

时间及地点 _____

患者问题 _____

_____

_____

_____

门诊单元前需完成的任务

学生：_____

任务：_____

_____

_____

汇报内容

▶ 你是如何学习以上内容的？

▶ 你发现了什么？

▶ 你所发现的内容的信度和效度

▶ 你所发现的内容将如何影响你对患者的诊疗？

▶ 你认为你完成的教学处方的质量如何？

❖ 给学生门诊组织策略的指导

见第四章"门诊组织的策略"

给医学生及住院医的指导

欢迎来到我们诊所。希望你能像我们一样愉快热情地为患者提供帮助。你会发现门诊实习和病房实习所需的技能有所不同。下面将告诉你们几个门诊工作的小窍门。

门诊接诊需要有效安排利用和患者的门诊时间。在开始接诊前，先计划一下如何安排时间，看随诊的患者，要时刻提醒自己本次随诊的主要问题和目标是什么。你最好在门诊开始前和老师讨论一下本单元门诊计划。

开始接诊时，和患者统一一下就诊问题和门诊时间。可以用以下的问题开始问诊明确患者的就诊目的，如"您今天有什么问题吗?"。把患者的问题限制在 2 到 3 个以内，以确保能在规定时间内解决。根据问题的严重性、紧急程度和对患者的重要性来确定它们的优先顺序。对于随诊的患者，可以首先向患者说明你的打算，再询问患者的预期。例如，"史密斯先生，我们今天有 20 分钟的时间，我想了解一下您的血压，您看您还想讨论些什么?"如果你的想法和患者的预期不同，可以和患者商量，如"看来我们今天没有更多的时间了，您觉得您最重要迫切的 2 个问题是什么? 我们今天可以先解决这两个，再另约时间讨论剩下的。"这种方法会让大多数患者满意。

患者喜欢他们的大夫认真倾听，为患者着想。要了解患者的所思所想，比如询问患者"您认为这是什么原因导致的? 您认为应该怎么做?"

接诊早期，要做出最可能的初始假设并思考其支持点。在脑海里列出其他鉴别诊断以及可能性大小。可能性不大的严重疾病，要考虑如果漏诊可能带来的后果。如，"这个患者尽管胸痛的原因更像是胃食管反流病，但我是否需要排除缺血性心脏病呢?"针对每个问题如病史、查体、实验室检查及治疗，想一想重点步骤。

在门诊汇报病例和病房不同。学生和住院医生一般会被教导尽可能完整地汇报病例，讨论患者所有的问题，显示你思考问题的全面性。这种方法在某些场合很好但不适用于门诊，门诊的时间有限，需要重点突出。门诊强调收集患者*此时此刻*的临床问题的信息，尽可能简洁地向老师总结汇报。门诊汇报病例应首先从患者一般情况开始，包括他/她是新病人还是老病人、本次是急性问题还是慢性问题。然后汇报你和患者沟通后存在的问题。例如，"我正在看在您门诊长期随诊的患者，65 岁男性，3 个月前因咳嗽就诊，考虑上呼吸道感染。本次因咳嗽持续来随诊。我的问题是应该从哪些方面评估他的问题？"再如"我正在看一名 25 岁的女性新患者，她没有具体主诉，因建立健康档案就诊。我有一些问题关于她的皮肤查体发现。"又如"史密斯先生是你的一名 40 岁男患者，因偏头痛就诊。关于怎样开针对偏头痛的止痛处方，我有一些问题。"

　　患者一般情况和学生的问题之后应汇报简洁的病史和重点查体发现。不要面面俱到，只需要汇报相关的阳性或者阴性发现（注意：你应该了解患者的所有资料但不需要把所有的信息都告诉老师）。说出你觉得最可能的诊断及其简要支持点，还有你不能漏诊的诊断（例如最坏的情况）及可能性。最后提出你的诊疗计划及简要证据，这一部分是你需要回答问题的关键，尽你所能表述清楚。和老师一起讨论你的问题和计划，并准备后续的随诊。

　　患者教育应该简洁明了，让患者可以回家和亲戚朋友学"医生说的话"。问一些问题评估患者的理解能力，例如"我认为你的皮疹可能是银屑病。你听说过银屑病或牛皮癣吗？你对此了解多少？"基于患者的回答给予相应的教育，避免使用医学术语。

　　如果患者在门诊结束时提出问题，例如"我忘了我还有后背疼"，不要气馁，快速评估分类问题，确定问题需要本次立即解决还是可以留到下次随访时解决。在评估问题严重程度时，可以想一想患者为什么之前没有提出这个问题，是因为他/她害怕问题很严重？还是确实是刚刚想起？还是因为患者可能不愿意结束门诊不想让你离开？如果你不确定这个问题是否需要立刻评估，可以求助老师。

❖ 帮助学生门诊组织的工具

什么？（what）——患者的打算

"今天我们谈些什么？"

为什么？（Why）——患者对问题的看法

问题 1	问题 2	问题 3

"你认为问题的原因是什么？你认为应该做什么？"

为什么？（Why）——最可能的初始假设

问题 1	问题 2	问题 3

问题 1	问题 2	问题 3
支持的证据	支持的证据	支持的证据

还有什么呢？（What else）-鉴别诊断

将可能性（p）分为低（L）、中（M）或高（H）

现在怎么办？（What now）-决定下一步处理

问题 1	问题 2	问题 3
（p）=	（p）=	（p）=
（p）=	（p）=	（p）=
（p）=	（p）=	（p）=

问题 1	问题 2	问题 3
病史：	病史：	病史：
查体：	查体：	查体：
检查：	检查：	检查：
治疗：	治疗：	治疗：

❖ 学生汇报病例模板

见第四章"门诊组织的策略"

患者一般情况及主诉

☐ 患者姓名

☐ 年龄

☐ 新患者或老患者（末次就诊时间＿＿＿＿＿＿＿＿＿＿）

☐ 需要解决的老问题

☐ 新出现的问题

所需回答的问题（通用）

☐ 诊断是否

☐ 问病史

☐ 完成相关的重点查体

☐ 核实查体发现

☐ 进一步评估

☐ 治疗

☐ 随访

☐ 社会服务

目前疾病的简要病史

☐ 仅包括相关的阳性或阴性发现

☐ 病史

☐ 既往用药

☐ 个人史

☐ 家族史

简要体格检查

☐ 仅包括相关的阳性或阴性发现

☐ 最可能的诊断

☐ 提供简单的支持点

☐ 评估可能性

☐ 那些"不容错过"的诊断

☐ 根据你的问题制定计划

所需回答的问题（具体）

☐ 诊断问题

☐ 治疗计划

☐ 随诊方案

❖ 急性患者通用脚本

（见第四章病史采集及患者陈述）

急性病史	急性问题
1. **症状特点/细节**：包括患者的担心 2. **部位** 3. **加重/缓解因素**：更换药物、处方药还是非处方药、体位、活动等等 4. **是否放射** 5. **伴随症状**：脑子里要有鉴别诊断思路，你可以据此询问相关症状 6. **严重程度**：功能限制、睡眠是否受影响、1~10分级 7. **发作时间/形式**：急性或慢性，持续或间断、逐渐加重；每个症状都需要一个时间线，你为什么今天就这个症状来就着？ *发作*：突发还是逐渐出现，病程和每次发作的持续时间 *相关既往用药史*：包括过敏史以及目前用药史 *相关个人史*：吸烟、饮酒、职业、相关旅行史及爱好。患者是否独居？ *相关家族史*：家族相关遗传病史	

❖ 慢性患者通用脚本

（见第四章采集病史及患者陈述）

慢性病史	慢性疾病体格检查
1. **病程** 2. **依从性：** • 饮食 • 用药 • 锻炼（如与疾病有关） • 特殊（如水肿患者了解抬高下肢、穿弹力袜等） 3. **与疾病可能有关的症状** 你在医学院最主要是学习什么症状用什么疾病去解释。 在临床最主要是运用模式识别。 **提出预期可能发生的并发症：** 包括本病相关的并发症以及治疗（包括药物）可能带来的并发症： • 副作用 • 药物不良反应 • 药物所致疾病 • 药物间相互作用 使用药物手册查找患者目前应用药物的不良反应。 4. 你和患者觉得应如何在未来**避免并发症的发生**？	1. **生命体征**（总是很重要） 2. **一般情况** 3. **重点查体**（例如，高血压患者你需要进行相关并发症的查体，如心功能衰竭） 根据需要检查： • 眼底 • 心血管系统：视诊异常搏动；触诊颈动脉、心尖搏动及异常搏动；听诊心音、奔马律、杂音 • 腹部：腹水、肝颈静脉回流征（如有心衰时） • 四肢：水肿、周围血管搏动（如果考虑有外周血管并发症） • 记住体格检查对诊断及治疗都很重要。

❖ 反馈表格（根据临床能力组织）

（见第 8 章"反馈如何能节省时间"）

学生姓名：	
轮转时间：	
患者照护——采集病史资料 采集病史的所有方面及患者其他资料	□很好 □ 需要改进 特殊技能观察： 反馈备注：
患者照护——体格检查技能 正确进行合适的检查	□很好 □ 需要改进 特殊技能观察： 反馈备注：
患者照护——诊断能力 提出一个首先考虑的诊断及理由	□很好 □ 需要改进 特殊技能观察： 反馈备注：
患者照护——管理能力 安排下一步诊断试验或治疗干预	□很好 □ 需要改进 特殊技能观察： 反馈备注：
医学知识 包括流行病学、行为医学及临床知识	□很好 □ 需要改进 特殊技能观察： 反馈备注：
人际交流能力：与患者 门诊问诊、咨询及教育	□很好 □ 需要改进 特殊技能观察： 反馈备注：
人际交流能力：与同事 病例汇报、工作关系、团队精神等	□很好 □ 需要改进 特殊技能观察： 反馈备注：
职业精神 道德行为、责任心、尊重患者、同情心及诚实	□很好 □ 需要改进 特殊技能观察： 反馈备注：
基于实践的提高 对科学证据的批判性接受和修正、绩效指标及质量改进	□很好 □ 需要改进 特殊技能观察： 反馈备注：
基于系统的实践 有效使用并协调各种辅助部门、门诊管理等	□很好 □ 需要改进 特殊技能观察： 反馈备注：

❖ 迷你–临床评估练习表（Mini-CEX）

见第 8 章 "评估过程的基本步骤"

实施 Mini-CEX 指南

Mini-CEX 着重评估住院医生在与患者接触时所展示的核心技能。作为针对住院医生的一种常规使用的无缝评价方法，主治医生可以在任何时候轻松使用。Mini-CEX 是针对住院医生与患者交流的 15~20 分钟的观察表或称为 "快照"。随着时间的推移，患者的不断增加，这种方法为住院医生的表现提供了有效、可靠的评价方法。*鼓励主治医生对手下轮转的每个住院医生都进行一次 mini-CEX 评估。*

进行 mini-CEX 的评估场所	Mini-CEX 评估者
住院部（CCU/ICU，病房）	主治医生
门诊	监管上级医生
急诊	总值班
其他包括入院、出院	高年住院医生

表格和评定等级：总共包含 10 张表格，填完后将原始表格给项目负责人，复印件留给住院医生。采用 9 分制评分，4 分是 "边缘" 成绩（及格成绩），达到 4 分意味着住院医生达到了执业医师认证的标准。

Mini-CEX 中所提到的能力说明

医学访谈技能：鼓励患者陈述病史，通过有效的提问获得准确充足的信息，合理运用非语言交流。

体格检查技能：查体有序熟练，针对问题选择合适的筛查/诊断检查，知情同意，关注患者的舒适度，谦逊。

人文素质及职业精神：尊重患者，同情与共情，建立信任，谦逊，关注患者的安全与隐私。

临床决策能力：选择合适的诊断检查与治疗，评估风险及获益。

咨询技能：说明检查及治疗的合理性，获得患者的知情同意，并对患者进行教育及建议。

组织/效率：优先，及时，简洁。

总体临床能力：决策、分析、诊疗能力，有效及高效。

迷你-临床评估练习表（CEX）

评估人：_____   时间：_____

住院医生：   □第一年□第二年□第三年

患者问题/诊断：

地点：□门诊□住院□急诊   □其他

患者资料：年龄：性别：□新病人   □随诊病人

复杂程度：□低□中□高

重点：□资料收集□诊断□治疗   □咨询

1. 医学访谈技能   （□ 没有观察）

1	2	3	4	5	6	7	8	9
	不满意			满意			非常满意	

2. 体格检查技能   （□ 没有观察）

1	2	3	4	5	6	7	8	9
	不满意			满意			非常满意	

3. 人文素质及职业精神

1	2	3	4	5	6	7	8	9
	不满意			满意			非常满意	

4. 临床决策能力   （□ 没有观察）

1	2	3	4	5	6	7	8	9
	不满意			满意			非常满意	

5. 咨询技能   （□ 没有观察）

1	2	3	4	5	6	7	8	9
	不满意			满意			非常满意	

6. 组织/效率   （□ 没有观察）

1	2	3	4	5	6	7	8	9
	不满意			满意			非常满意	

7. 总体临床能力   （□ 没有观察）

1	2	3	4	5	6	7	8	9
	不满意			满意			非常满意	

时间：观察_____分钟   反馈_____分钟

评估者对 CEX 的满意度

低1   2   3   4   5   6   7   8   9高

住院医生对 CEX 的满意度

低1   2   3   4   5   6   7   8   9高

备注：_____

_____

_____

住院医生签名   评估者签名

❖ 患者满意度表格

见第八章 学生反馈与评估

医生姓名	非常不同意◄————►非常同意				
总能根据问题随时跟进	1	2	3	4	5
对我信任且诚实，不逃避问题	1	2	3	4	5
匆忙应付	1	2	3	4	5
不仅仅关注我的身体状况，还关注我的情感和需求	1	2	3	4	5
安慰我和家人，让我们消除顾虑	1	2	3	4	5
问我感觉如何	1	2	3	4	5
对我信守诺言	1	2	3	4	5
关注我的疑虑和要求，让我感觉自己很重要	1	2	3	4	5
向我解释澄清信息	1	2	3	4	5
回答我的问题	1	2	3	4	5
心不在焉或做了让我感觉不快的事	1	2	3	4	5
和我讨论治疗	1	2	3	4	5
使用我能听懂的用语	1	2	3	4	5
和我一起讨论下一步决策和选择	1	2	3	4	5
问诊和查体时注意我的隐私	1	2	3	4	5
外表整洁，穿着得体	1	2	3	4	5
脾气急，经常打断我和家人	1	2	3	4	5
匆忙行事	1	2	3	4	5
问我需要什么或他/她能帮我什么	1	2	3	4	5
问我希望如何被称呼，并按照我的意愿称呼我	1	2	3	4	5
知识渊博，关心我和我的疾病	1	2	3	4	5
询问我的症状	1	2	3	4	5
对我过于亲密	1	2	3	4	5
问我如何看待我的问题	1	2	3	4	5

引自 Weaver MJ, QWCJ, Walker DJ, Degenhardt EF. A questionnaire for patients' evaluations of their physicians humanistic behaviors. J Gen Intern Med. 1993；8：135-9.

❖ RIME 评估表

见第八章 "教育者是什么？"

技能	待改进	胜任	突出
报告	资料收集与汇报不完整，缺乏条理性。很少整合检查结果或其他信息（如护理信息）。不完整或不熟练的查体。	收集相关信息，汇报有条理。引用实验室检查结果。熟练的查体技能，偶尔有遗漏。	资料收集完整准确，汇报或病历书写条理清晰。引用检查结果和其他相关数据。查体熟练全面，重点突出。
解读	很少能形成鉴别诊断思路。临床推理能力差。	能形成良好的鉴别诊断思路。提示下能表现出良好的临床推理能力。	形成完整全面的鉴别诊断思路。不需要提示即可表现出良好的临床推理能力。
管理	很少能建议合理的检查和治疗策略。几乎完全依赖老师指导。	能建议合适的检查和治疗。能查阅问题答案。	合理选择检查和治疗。将学习内容运用到临床。
教育	很少课外阅读并将知识运用到临床。只关注知识。依靠老师学习，很少自我学习。	需要时总能阅读课本相关知识。有时能进行教学。自我学习。能运用循证医学概念。	独立运用原始或二手资料实践循证医学。能为同事总结信息。经常进行教学。
人际交流	不尊重他人，和患者及同事关系欠佳。很少能和患者共情。	尊重他人，和患者和同事关系良好。能和患者共情。	非常尊重他人，和患者及同事关系极佳。常常和患者共情。
职业精神	不够职业，有时不完成应干的工作。工作前不事先准备。仅达到底线。	完成工作恰当及时。能随诊患者诊疗及患者教育。	工作有准备，完成及时专业。不需提示主动随诊患者诊疗。

❖ 教学与评估常用提问

类型	例子	备注
事实	患者是谁？ 患者为什么来？ 患者什么时候开始后背痛？ 后背痛的常见原因有哪些？	事实性问题，用于获得信息和讨论开始阶段，有 5 个 W 组成：谁（Who）、什么（What）、什么时候（When）、哪里（Where）、为什么（Why）。如果你只使用事实性问题，表明你还没有将学生充分引入你的讨论或学生还没有掌握技能，不管如何需要你重新改进及评价。
拓展	后背痛还有什么其他原因？	拓展性问题可以用于评价事实性问题没有涉及的知识。这是一种有用的问题类型，当学生没有展开鉴别诊断或没有掌握这项技能时可以运用这种问题形式。可让学生参照附录A 学生汇报病例模板。根据你是否想让学生针对每个患者进行鉴别诊断给予学生一定的指导。
证实	哪些病史和查体发现支持你的诊断？	证实性问题用于挑战和评价知识的深度和理解程度。小技巧教学模式需要很多此类问题。
假设	假设患者有前列腺癌病史，这会对你的诊断产生什么影响？	假设性问题用于探究新情况发生的问题，能将学生遇到的现实问题扩大到更广的人群范畴。当遇到的患者都是平常的问题，你需要创造新的临床场景时可以运用此类问题。
选择	假设我们不是今天而是下周才拿到核磁报告，有什么优劣之处？	选择性问题用于评价临床决策能力，让学生根据不同的诊疗探究可能的结果。回答此类问题需要对知识更高的掌握水平和判断能力。

（冯　俊译　黄晓明校）

附录 B
总结和备忘录

❖ 学生到来前的准备清单

见第三章"学生到来前的准备"

学生到来前一周

☐ 复习学校的教学目的和目标

☐ 复习学校的介绍材料

☐ 复习学生信息或学生申请资料

☐ 明确学校的联络人电话号码以备不时之需

☐ 让工作人员和学校确认具体教学时间

☐ 让学校将门诊相关注意事项发给学生

☐ 为学生安排 30 分钟的入科教育

☐ 安排实习结束后的评价和反馈时间

☐ 给患者提供一个介绍学生的小册子或宣传资料（见附录 A "住院医生简介"）

☐ 根据教学安排更改你的日程（见第三章"患者安排"）

学生到来前 2~3 天

☐ 提醒工作人员和同事学生即将到来

☐ 给工作人员和同事分发学生的申请资料和个人信息

☐ 扼要指出工作人员对学生的责任

☐ 同工作人员复习他们在学生实习中的角色

☐ 指导工作人员如何向患者介绍学生

☐ 确认学生的停车位

☐ 确认学生的工作场所

☐ 在工作场所准备必要的参考文献、纸张和书写用具

☐ 准备学生入科教育所需的表格（如实验室检查、物理治疗、放射申请、会诊等）。

☐ 列出工作人员具体的办公位置，并简要介绍其职责。

☐ 复印患者须知（见附录 A "门诊患者须知"）

☐ 列出入科教育的内容清单（见下文"学生到达时入科教育清单"）

☐ 如果学生需要使用口述病历记录，准备指导材料（注意归档）。

❖ 入科教育准备清单

见第三章"当学生到达时"

☐ 在接待区张贴通知

☐ 让接待人员告诉患者学生的到来

☐ 和学生一起复习学校的学习目标和要求

☐ 和学生一起复习临床技能（*见第三章"前期经历"*）

☐ 了解学生的期望

☐ 明确你的期望

☐ 可以和学生签订教学合同（*见附录 A"教学合同"*）

☐ 明确工作时间

☐ 明确休息日

☐ 了解可能存在的时间冲突并尽量解决

☐ 安排好门诊联系方式，以便遇到个人突发事件或意外安排冲突时及时联系门诊

☐ 明确门诊规章和制度（如停车、着装、用餐、电话和计算机使用等）

☐ 指引学生到其工作学习场所

☐ 明确诊室构成和仪器、设备、表格所在位置

☐ 把学生介绍给工作人员及同事，告诉学生工作人员的责任

☐ 告知学生何时及如何开始教学

☐ 告知学生何时及如何反馈

☐ 明确门诊时间安排及学生会看哪些患者

☐ 明确患者接诊时间

☐ 说明你不在时哪些检查可以进行或不能进行

☐ 说明如何安排和组织学生与患者的时间和与你的教学时间（*见第四章"门诊组织策略"*）

☐ 和学生复习如何汇报病例（*见附录 A"学生汇报病例模板"*）

☐ 复习病历书写或口述记录要求

☐ 复习门诊开展的临床检查

☐ 如何申请影像学检查及其他诊断检查

☐ 如何请会诊

☐ 如何预约随诊

☐ 如何得到患者教育材料

☐ 如何取化验结果

☐ 如何拿到患者病历

☐ 何时进行最终评估

☐ 如何处理门诊突发事件（如心跳骤停）

❖ 波浪式就诊安排

见第三章"患者安排"

时间（上午）	原指导医生安排	学生安排	指导医生安排
8：00~8：20	患者 A	患者 A	患者 B
8：20~8：40	患者 B	患者 A	患者 A
8：40~9：00	患者 C	书写病历	患者 C
9：00~9：20	患者 D	患者 D	患者 E
9：20~9：40	患者 E	患者 D	患者 D
9：40~10：00	患者 F	书写病历	患者 F
10：00~10：20	患者 G	患者 G	患者 H
10：20~10：40	患者 H	患者 G	患者 G
10：40~11：00	患者 I	书写病历	患者 I
11：00~11：20	患者 J	患者 J	患者 K
11：20~11：40	患者 K	患者 J	患者 J
11：40~12：00	患者 L	书写病历	患者 L

　　✓ 该安排可以让医生和教学前看同样数量的患者

　　✓ 波浪式安排可以给程度较高的学生更紧张的安排

　　✓ 波浪式安排给初学者更宽松的安排

　　✓ 这种模式适用于各种时间长度的接诊，只要求每个接诊的长度是均等的

❖ 当患者到达时的准备清单

见第三章"当患者到达时的准备"

□ 让接待人员告知患者今天将会有学生接诊

□ 向患者发放介绍学生的小册子或宣传材料（*见附录 A "住院医生简介"*）

□ 将学生带到诊室之前征求患者的同意。

✓ 可以这样告知患者："今天有一个医学生/住院医和我一起工作。如果可以的话，我想先让他/她为您问诊和查体，我随后会再为您检查一遍。"

□ 如果你经常带教，告诉你的新患者你会和学生一起工作。

□ 让门诊工作人员将患者对生的正面或负面反馈及时告诉你。

□ 可以应用附录 A "患者满意度表格"来对学生进行评价。

❖ 教学过程概要

☐ 想学生展示你作为医生和社区成员的所有工作

▶ 如何和其他专科医生及医务人员联系

▶ 如何更新你的医疗专业知识

▶ 你在医院或其他工作场所的工作

▶ 你参加专业团体的情况

▶ 你的公民和社区活动

☐ 要求初学者跟随你观察所选患者的各种接诊技巧

▶ 询问病史

▶ 进行重点查体

▶ 进行某项操作

▶ 向患者提供咨询

☐ 给学生第一次独立接诊患者的机会

▶ 采集病史

▶ 进行体格检查

▶ 形成诊断假设

▶ 制定诊疗计划

▶ 向你汇报

▶ 开医嘱

▶ 开处方

▶ 安排随诊

☐ 帮助学生组织安排接诊（见附录 A "帮助学生门诊组织的工具"）

▶ "准备"，通过给学生提供患者的背景知识使其做好准备，如 "琼斯女士是一个 28 岁的健康女性，她来这里做年度体检。在她这个年龄的体检项目应包括哪些重点筛查项目？"

▶ "安排"，强调本次接诊需要完成的任务及时间限制，如 "该患者有很多问题，但是今天的重点是他的糖尿病。给你 15 分钟时间了解他的病史然后向我汇报。"

☐ 熟练掌握几个以病例为基础的学习模式（见第 5 章）

▶ 小技巧模式

▶ "Aunt Minnie" 模式

▶ 示范解决问题的过程

▶ 一分钟观察

▶ 以学生为中心的教学

▶ SNAPPS 教学模式

☐ 设立最低要求

☐ 通过不同方法改进教学效率（见第 6 章）

▶ 应用"波浪式就诊安排"（见第三章"患者安排"和附录 B "波浪式就诊时间"）

▶ 让学生在诊室患者面前汇报病例

▶ 鼓励合作查体

▶ 使用主动观察的技巧（见第六章"主动观察"和附录 B "主动观察概要"）。如"我们给这个患者戒烟咨询，先看我是怎么做的，我希望你们复习后对下一个患者进行戒烟咨询。"

▶ 对学生进行患者诊疗以外的教育

▶ 让学生接受基于医疗服务的教育

▶ 让学生随时记录下问题并在当日门诊结束后讨论

▶ 让学生进行"自学/独立学习"（见第六章和附录 B "自学/独立学习概要"）

☐ 每日工作结束

▶ 和学生见面讨论未解决的问题或学生关心的问题

▶ 布置家庭作业，鼓励独立自学

▶ 跟进学生的"家庭"作业

▶ 可使用"教学处方笺"（见附录 A）

☐ 反馈和评估（见第 8 章）

▶ 及时经常性提供反馈

▶ 证据基础上的评估

▶ 应用 RIME 评估框架（见第九章和附录 B "RIME 评估框架概要"）

❖ 小技巧教学模式概要

见第五章"小技巧模式"。

☐ 让学生做决定

▶ 让学生做决定或制定计划，如"对于这位患者你是如何考虑的?"

☐ 探究支持的证据

▶ 让学生说明支持他所做决定的证据，如"是什么重要发现让你作出这个诊断?"，"你为什么选择药物 X 而不是 Y?"。

☐ 通用原则教学

▶ 教给学生一个通用原则，这样更容易被学生记住并可应用于其他情况，比如"对于机械性下腰痛的年轻患者，X 线检查并不是必须的初始检查。"

☐ 强调正确的做法

▶ 提供正面的、详细的、有针对性的反馈。如"你对患者十分诚恳，所以她给你提供了很多重要的病史信息。"

▶ 正反馈并不等于泛泛的赞美，如"最后一个患者你做得很好。"

☐ 纠正错误

▶ 尽量用"不是最好"这样比较缓和的说法指出错误，而不是用"很糟"、"不对"。

▶ 提供有针对性的改进意见，如"下次你可以试试……这样可能会更好。"

❖ "Aunt Minnie" 教学模式概要

见第五章 "Aunt Minnie" 模式

☐ 让学生收集患者信息

▶ 如果患者的问题比较简单，学生应告诉老师这是一个"Aunt Minnie"病例。

▶ 如果患者的问题复杂，教师则应选择小技巧模式或其他以病例为基础的教学模式。

☐ 学生只用 30 秒汇报患者主诉和可能的诊断

☐ 师生重点讨论患者的处理问题

☐ 让学生写病历

☐ 老师在学生不在时（写病历时）给患者查体。

☐ 进行以下内容的反馈

▶ 证实诊断

▶ 给出正确诊断（1~5 分钟）

☐ 检查学生的病历

❖ 1分钟观察概要

见第五章"一分钟观察"

☐ 向学生解释观察的目的

☐ 解释如何进行观察

☐ 选择一种技能进行观察

☐ 告知患者

☐ 观察一段时间，不要打断学生

☐ 离开诊室，让学生看完患者之后去找你

☐ 基于你所观察到的给予即刻反馈

☐ 根据观察到的信息计划你的下一步教学

☐ 重复以上过程，观察学生的其他技能

☐ 通过多次简短的观察评价学生的技能

❖ 以学生为中心的教学概要

见第五章"以学生为中心的教学"

明确问题

□ 学生汇报患者一般情况

▶ 患者姓名和年龄

▶ 患者是新病人还是复诊老病人

▶ 主诉

▶ 明确学习需求，如"我的问题是，史密斯女士是否需要安一个胰
   岛素泵?"

信息

□ 学生汇报病例、诊断和诊疗计划

▶ 提供简洁的病史

▶ 相关检查发现

▶ 最可能的诊断

▶ 提出诊疗方案

问题

□ 学生形成针对此患者的问题

▶ 核实所发现的

▶ 知识信息

▶ 逻辑问题

❖ SNAPPS 教学模式概要

见第五章"以学生为中心教学的 SNAPPS 模式"

☐ 简单总结患者的病史和查体结果（Summarize）

☐ 将鉴别诊断范围缩小在两到三种可能（Narrow）

☐ 通过比较和对照可能性来分析鉴别诊断（Analyze）

☐ 通过提问与教师探讨不确定之处、难点或其他方面（Probe）

☐ 提出诊疗计划（Plan）

☐ 选择一个与病例相关的问题进行自习（Select）

❖ **主动观察概要**

见第六章"主动观察"

☐ 向学生解释观察的理由，例如"你的心脏听诊是弱点，好好观察我怎么做。"

☐ 告诉学生观察什么，例如"注意我是怎样在不同听诊区进行听诊的，钟件和膜件都需要使用。"

☐ 和学生一起回顾他们所观察到的，例如"说说我是如何检查心脏的。"

☐ 让学生实践刚才观察的技能，例如"下一个患者你来做心脏听诊。"

☐ 针对学生的实践情况进行反馈

☐ 重点：主动观察并等于"如影随形"，需要制定良好的学习目标和责任义务。

❖ 自学/独立学习概要

见第六章"自学/独立学习"

明确学习需求

☐ 在听完病例汇报或结束诊疗后，可以让学生自己确定学习问题或通过提问帮助学生确定

▶ "针对今天的患者，你的问题是什么？"

▶ "你最想进一步学习的是什么？"

▶ "你今天有什么困惑吗？"

▶ "你能在哪些方面有所提高？"

安排任务

☐ 让学生提出问题

☐ 让学生进行研究寻找问题答案

☐ 安排时间让学生向你汇报研究的结果

确定学习资源

☐ 教科书

☐ MEDLINE 或其他数据库

☐ 期刊文章

☐ 会诊医生

"最后环节"

☐ 学生汇报他们的发现

▶ 口头汇报

▶ 提交书面大纲

▶ 将研究发现与患者病历或评估结合起来

☐ 可以使用"教学处方笺"（*见附录 A*）帮助学习。

❖ 操作教学技巧

见第 7 章 "门诊操作教学"

1. 确定需要教授的操作技能

2. 建立学习目标

3. 书面描述操作技能

▶ 制定具体步骤

▶ 合理安排步骤顺序

▶ 创建操作的核对清单

4. 激励学生

5. 复习该技能过去的相关经验

6. 进行简单总结

7. 示范技能

▶ 在操作时说出每一个必要的步骤

▶ 重点在于正确的操作和质量指标

8. 记住操作步骤（可考虑对每一步使用代号名称帮助记忆）

9. 练习（如果可能的话先模拟训练）

▶ 观察并指导学生

▶ 提供反馈

10. 完善

▶ 增加难度或改变不同的操作环境

▶ 细节教学

11. 水平测试

❖ 反馈技巧概要

见第 8 章"反馈的技巧"

- ☐ 反馈前设定预期
- ☐ 定期反馈
- ☐ 及时有针对性的反馈
- ☐ 解释行为可能的后果
- ☐ 在每个反馈单元限制反馈内容
- ☐ 反馈针对行为而不是个人
- ☐ 反馈重点是可改变纠正的行为
- ☐ 为未来的行为提供建议和技巧

❖ 评估概要

见第 8 章 "学生的反馈与评估"

☐ 在教学过程结束时进行总结性评估

▶ 回顾学生过去的表现

▶ 针对学校的评估标准进行回顾

☐ 最终评估结果不要让学生感到惊讶

▶ 在整个教学过程中提供周期性的反馈

☐ 应用 "RIME 评估框架"（见第八章和附录 A "RIME 评估框架总结"）

▶ 评估要基于老师对学生进行的系统的、第一手的观察

☐ 强调提高能力的行为改变

☐ 口头或书面形式传达评估结果

☐ 评估结果保持留档

☐ 及时将书面评估结果交给学校教育部门

☐ 填写书面评估表格时避免常见误差

▶ 光环或尖角效应：你的评估是基于学生以前的表现而不是当前

▶ 评分范围限制：所有的评估内容都打同样的分数，而不是每项内容分别评价

▶ 评估受表现以外的因素影响：评价非行为能力时过多考虑行为因素

☐ 安排评估时间，保证时间充足并不被打扰

☐ 评估前让学生进行自我评定

☐ 可以在师生见面前让学生也填一份学校提供的最终评估表格

☐ 以学生的自我评价作为评估讨论的开始

❖ RIME 评估框架概要

见第九章"RIME 评估框架"

报告者

☐ 能有效准确收集患者资料

☐ 能识别区分正常和异常

☐ 能发现并指出新的问题

☐ 能通过口头和书面方式沟通交流收集到的数据

解读者

☐ 能分清问题的轻重缓急

☐ 能解读异常发现并及时跟进

☐ 能作出鉴别诊断

☐ 能区分鉴别诊断的轻重缓急

管理者

☐ 能决定什么处理是必要的

☐ 能选择最恰当的诊断检查

☐ 能选择最合适的处理方案

☐ 能根据患者个体情况和意愿制定个体化计划

教育者

☐ 能发现知识差距并制定针对性的解决计划

☐ 能和他人分享新知识

☐ 能理解临床证据的作用和局限性

❖ GRADE 评估策略概要

见第八章"应用 GRADE 方法评价"

G-做好准备（Get Ready） （见第三章"学生到来前的准备"）
● 复习课程目标和评估表格
向学生清晰表达你的期望
安排好学习结束时的评估会面

R-和学生一起复习期望和目标（Review） （见第三章"学生到来前的准备"）
在学习开始时尽早安排和学生见面
判定学生的知识和技能水平（见附录 B "学习过程概要"）
复习项目的目标、你的目标和学生的目标
描述评估的过程

A-评价（Assess） （见第八章"学生的反馈和评估"）
观察
记录
规律提供反馈
让学生自我评估

D-讨论评估结果（Discuss） （见第八章"学生的反馈和评价"）
正式会面
学生和老师填写评估表格
比较师生的评估表格
讨论两者的不同以及是否达到预期目标

E-最终评分（End） （见第八章"学生的反馈和评价"）
完成评估表格
举例支持你的评估

❖ 教师评价表

见第九章"教师会如何被评价"

学生姓名＿＿＿＿＿＿＿＿＿＿＿＿＿＿＿＿＿＿＿＿＿＿＿＿＿＿＿＿

老师姓名＿＿＿＿＿＿＿＿＿＿＿＿＿＿＿＿＿＿＿＿＿＿＿＿＿＿＿＿

项目所属学校＿＿＿＿＿＿＿＿＿＿＿＿＿＿＿＿＿＿＿＿＿＿＿＿＿＿

日期＿＿＿＿＿＿＿＿＿＿＿＿＿＿＿＿＿＿＿＿＿＿＿＿＿＿＿＿＿＿

评价项目	是	否
1　你是否认为老师的工作让你充分接触并了解普通内科学？	☐	☐
2　你在实习中能获得以下哪些资源？ a. 图书馆参考文献 b. 个人电脑 c. 视听学习资料 d. 自学材料 列出你认为可能有用但没有提供的资源：	☐ ☐ ☐ ☐	☐ ☐ ☐ ☐
3　你是否和老师参加医院的常规查房？	☐	☐
4　半天时间你会接触多少患者？		
5　你认为对于患者医疗赋予你的责任是否合适？ ☐ 过多　　　　☐过少　　　　☐合适		
6　你认为老师对你的监管？ ☐ 过多　　　　☐过少　　　　☐合适		
7　你会向其他学生推荐这个实习经历吗？	☐	☐
8　你会向其他学生推荐你的老师吗？	☐	☐
9　你认为你是否达到了教学目标？ 请具体说明：	☐	☐
10　老师的工作是否和你的教学目标一致？	☐	☐
11　你的老师是否针对你的表现给予了建设性的反馈意见？	☐	☐

续　表

评价项目	是	否
12　你的老师是否安排时间进行教学（提问答疑）？	□	□
13　你看病人后老师是否重新复习患者的病历？	□	□
14　你看病人后老师是否重新复习患者的治疗过程？	□	□
15　老师是否核实你问病史的准确性？	□	□
16　你还有什么其他建议？		
17　你还有什么建议可以增加或改进这个项目的吸引力？		

（田　然译　黄晓明校）

附录 C
教师资源

❖ 教师奖励

（见第一章"社区临床教师通常获得的奖励是什么？"）

经济补贴

其中一个经济获益是参加教学的医生能从学校方得到更高的经济补贴。

继续教育学分

虽然大部分教学项目不提供一类学分，但教师可以申请二类学分。医学院校和住院医生项目管理部门能为你的申请提供证明。

继续教育项目报名费折扣

参加医学院校的社区门诊教学项目能让教师拿到继续教育项目的折扣，包括会议和印刷、电子和网络教材。有些项目会给教师无偿提供大查房的音频资料，更方便教师参加并得到学分。

网络和电子邮件

很多项目能通过网络联系他们的社区教师，给他们和学生提供文献数据库接入账号（如 MEDLINE）、电子邮件、病历数据库和教学资源，作为激励，学校还会提供如何使用这些资源的教程。

教材

学校会给参加教学的社区门诊提供教材。

答谢晚宴

每年学校都会举行招待会或答谢晚宴，借此机会给教师颁发教学奖项或教学认可证书。

证书和感谢信

大部分项目会提供认可证书或感谢信。

❖ 教师培训资源

(见第一章"参加什么课程能够提高自己的教学水平?")

教师培训项目

一些学校或专业机构会给教师提供教师培训项目。你在医学院、医院或专业机构的继续教育部门能获得教师培训班或其他资源的列表。你也可以在网络上搜索教师培训资源,在浏览器里输入"教师培训"和"你的专业",如你想找关于内科医生的教师培训,可输入"教师培训"(Faculty Development)和"内科"(internal medicine)。本书的网络版本也包含有一些教师培训项目的链接(www.acponline.org/acp_press/teaching_in_your_office)。

本书网络版本

本书提供的相关工具,如表格、检查清单、问卷等都可以在网络版中下载,打印后供教师在门诊教学中使用。网络版还包含了很多帮助你提高教学能力的网络资源,如教师培训项目、评估工具、培训能力、评价医学文献的技巧、循证医学的教学等等。具体见以下网址:

www.acponline.org/acp_press/teaching_in_your_office

(黄晓明译)